SIMONE FISCHER
WOLFGANG LINK

DER **STOFF-WECHSEL-TURBO**

- **Fettverbrennung** einfach **ankurbeln**
- gesund **abnehmen**

SIMONE FISCHER
WOLFGANG LINK

DER **STOFF-WECHSEL-TURBO**

- **Fettverbrennung** einfach **ankurbeln**
- gesund **abnehmen**

Orbisana
GESUNDHEITSWELT

Inhalt

Vorwort

Warum können manche Menschen scheinbar essen, was sie wollen, und nehmen kein Gramm zu? Und andere sehen ein Stückchen Schokolade nur an und haben es direkt auf den Hüften? Warum ist der eine permanent energiegeladen und ein anderer abgeschlagen und müde? Die Antwort auf diese Frage lässt sich mit einem Wort beantworten, nämlich mit dem Stoffwechsel. Denn unser Stoffwechsel spielt eine wichtige Rolle bei der Regulation des Gewichts und des Energielevels im Körper und kann die Ursache sowohl für lästiges Übergewicht als auch für Müdigkeit und Energielosigkeit sein.

Ein gut funktionierender Stoffwechsel, wissenschaftlich Metabolismus genannt, muss allerdings kein Traum bleiben, denn Sie können Ihren Stoffwechsel mit ganz einfachen Mitteln ankurbeln und auf Trab bringen. Mit einem gesunden Lebensstil, einer Ernährung, die den Metabolismus optimiert, und ausreichend Bewegung tun Sie Ihrem Stoffwechsel etwas Gutes. Und Sie werden schnell merken, dass ein gesunder Stoffwechsel sich positiv auf das ganze Leben auswirkt, denn wenn der Stoffwechsel »rund läuft«, bewirkt dies, dass Sie ohne zu Hungern abnehmen und energiegeladener und fitter sind. Doch nicht nur das. Ein gut funktionierender Metabolismus befreit den Körper auch von schädlichen Stoffen und regt das Immunsystem an. Er ist also ungemein wichtig für die Gesundheit, weshalb es mehr als sinnvoll ist, sich einmal intensiv mit dem Thema Stoffwechsel auseinanderzusetzen und sich daran zu machen, den Stoffwechsel möglichst gut zu unterstützen.

In diesem Buch erfahren Sie daher zunächst einmal, was der Stoffwechsel genau ist, wie er funktioniert und wofür er wichtig ist. Sie entdecken, was den Metabolismus schwächt und was ihn stärkt und was Sie tun können, um zu einem ausgeglichenen Stoffwechsel zu gelangen. Mit den hier enthaltenen Informationen, Tipps und Rezepten können Sie dann Ihre Gesundheit und Ihr Wohlbefinden aktiv selbst in die Hand nehmen und endlich Ihr Wunschgewicht erreichen, fitter und energiegeladener werden und sich einfach rundum wohlfühlen.

Der Stoffwechsel

Beim Begriff Stoffwechsel denken die meisten Menschen oftmals zuerst ans Abnehmen. Doch dies wird ihm absolut nicht gerecht, denn der Stoffwechsel ist weit mehr – er ist die Grundlage aller lebenswichtigen Vorgänge im Körper. Daher ist ein reger Stoffwechsel unerlässlich für die Gesundheit und natürlich auch für die gute Figur. Um zu verstehen, wie man den Stoffwechsel bestmöglich unterstützen kann, muss man ihn erst einmal kennenlernen – und das tun wir in diesem Kapitel.

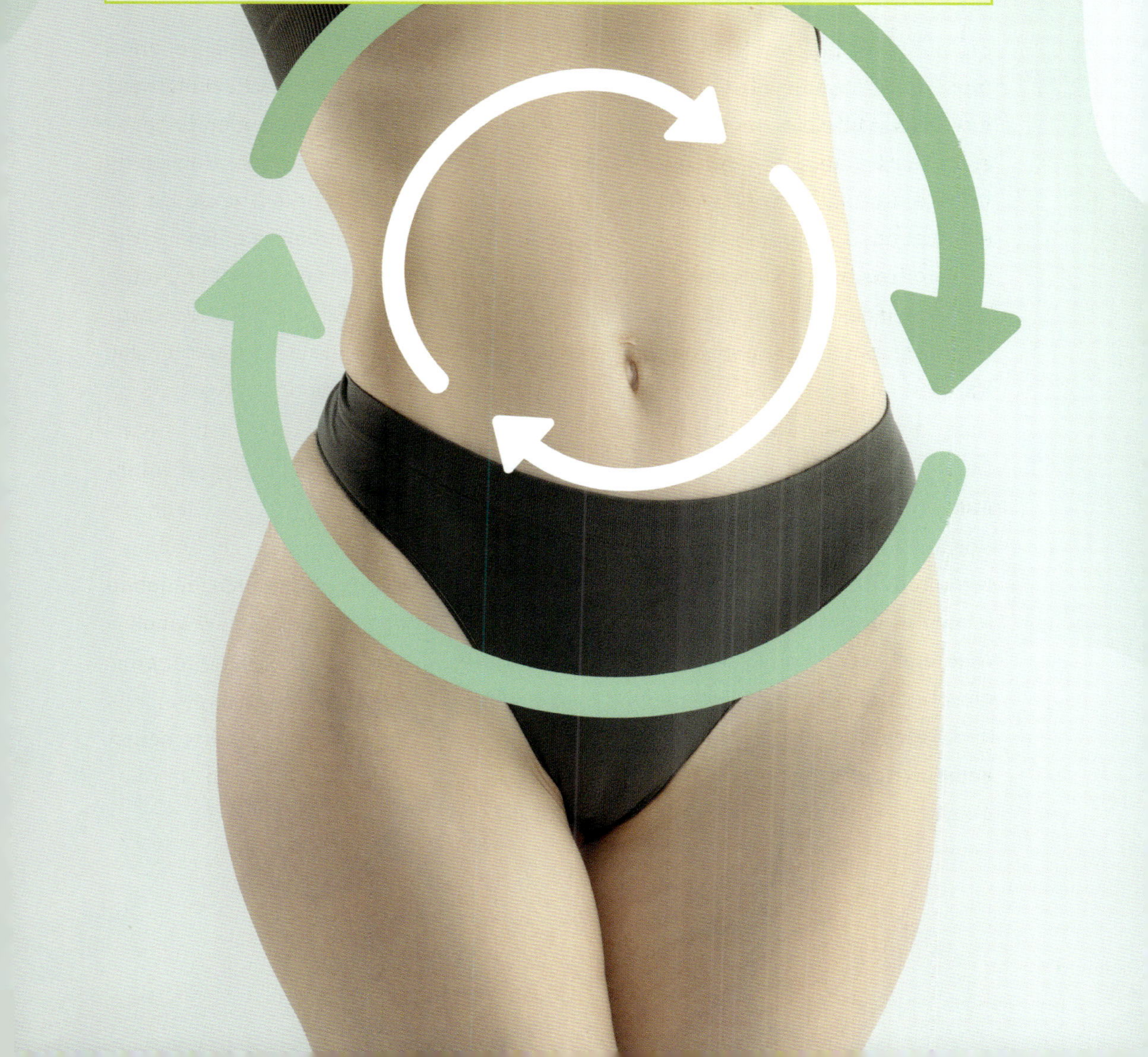

Haben Sie solche Sätze auch schon mal gehört: »Sie kann aber wirklich alles essen, sie hat einen richtig guten Stoffwechsel« oder »Mein Stoffwechsel ist total lahm geworden, bei mir setzt alles an«. Das kommt Ihnen sicher bekannt vor, und vielleicht haben Sie selbst das Problem eines »lahmen Stoffwechsels«, bei dem sich jede kleine Sünde sofort auf der Waage zeigt. Aber Hand aufs Herz: Wissen Sie eigentlich, was Ihr Stoffwechsel ist oder wie er Ihren Körper beeinflusst? Nicht wirklich, oder? Daher erklären wir Ihnen im Folgenden, was der Stoffwechsel ist, wie er funktioniert und was Sie tun können, um ihn zu verbessern.

Was ist der Stoffwechsel?

Der Stoffwechsel ist die Grundlage aller überlebenswichtiger Vorgänge im Körper. Er umfasst alle biochemischen Prozesse, die innerhalb der Zellen im menschlichen Körper ablaufen, um Nährstoffe so umzuwandeln, also zu »verstoffwechseln«, dass diese vom Körper verwertet werden können. Dazu wird zunächst die Nahrung im Magen und Darm in Nährstoffe zerlegt, die dann über das Blut in die Zellen transportiert werden. Bei dem Verstoffwechselungsprozess in den Zellen werden diese Nährstoffe aus der Nahrung anschließend verwertet. Sie werden zur Energiegewinnung abgebaut und zu neuen Produkten um- oder aufgebaut, die der Körper benötigt.

Der Metabolismus sorgt damit dafür, dass unser Körper die zugeführten Nährstoffe und die daraus entstandenen Produkte nutzt, um alle überlebenswichtigen Körperfunktionen und -vorgänge aufrechtzuerhalten. Dazu gehören unter anderem die Atmung, die Verdauung der Nahrung, der Blutkreislauf, die Bildung von Muskeln- und Nervenfasern, die Entsorgung schädlicher Abfallprodukte sowie der Aufbau neuer Zellen und die Reparatur von beschädigten Zellen. Ein gut funktionierender Stoffwechsel ist also ein Prozess, der sicherstellt, dass der menschliche Körper alles bekommt, was er für seine Aktivitäten und seine lebenswichtigen Funktionen benötigt.

Kurz zusammengefasst ist der Stoffwechsel vor allem wichtig, um:

- unseren Körper mit Energie zu versorgen,
- Abfallprodukte und Schadstoffe abzubauen und aus dem Körper auszuscheiden,
- wichtige körpereigene Stoffe zu produzieren, aufzubauen und zu erhalten, wie beispielsweise Hormone, Knochen, Muskeln, Zellen etc. und
- dadurch die Aufrechterhaltung der Körperfunktionen zu gewährleisten.

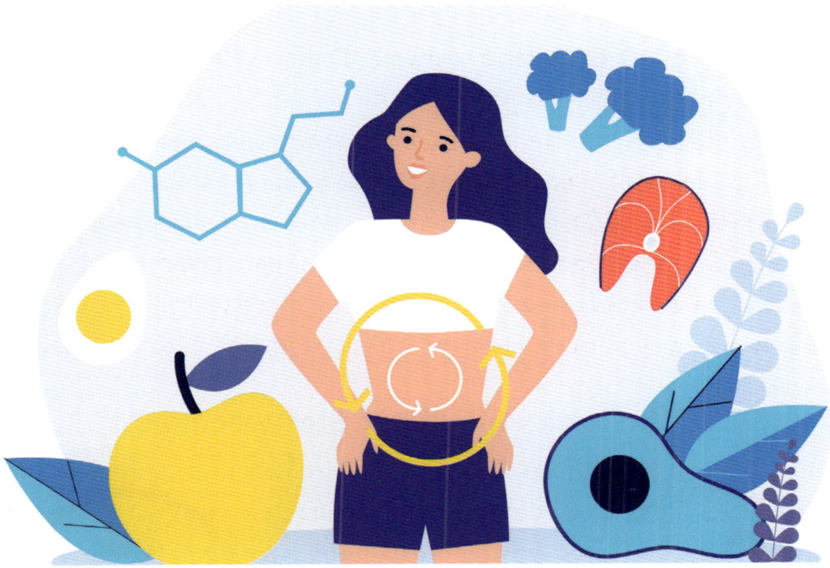

Der Begriff »Metabolismus«

Metabolismus ist der wissenschaftliche und medizinische Fachausdruck für den Stoffwechsel. Der Begriff leitet sich vom altgriechischen Wort *μεταβολή*, also *metabolē* ab, was »Wechsel«, »Veränderung« oder »Umwandlung« bedeutet.

Verdauung ist nicht gleich Stoffwechsel

Der menschliche Körper braucht Energie für alles, was er tut – von der Bewegung über das Atmen, das Denken bis hin zum Wachstum. Diese Energie nehmen wir zunächst einmal über die Nahrung zu uns, und zwar in Form von sogenannten Makronährstoffen, also Fetten, Eiweißen und Kohlenhydraten. Diese Nährstoffe werden im Verdauungstrakt, genauer gesagt im Magen, in ihre Bestandteile zerlegt, sodass Fette zu Fettsäuren sowie Glycerin, Eiweiße zu Aminosäuren und Kohlenhydrate zu Einfachzucker werden. Zusätzlich dazu werden sie auf eine so kleine Größe gespalten, die der Darm aufnehmen kann. Dort angekommen, werden die so zerlegten Nährstoffe zunächst vom Darm resorbiert und gehen von dort in den Blutkreislauf über. Das Blut transportiert die Nährstoffe anschließend in die einzelnen Zellen des Körpers, wo schließlich der Stoffwechsel stattfindet.

Genau dieser Prozess in den Zellen, bei dem Nahrung weiterverarbeitet, also »verstoffwechselt« wird, nachdem sie die Verdauung passiert hat und nachdem die zerlegten Nährstoffe in den Zellen angekommen sind, ist der Stoffwechsel. Die Verdauung ist daher die Voraussetzung und Grundlage für den Stoffwechsel, sie ist aber nicht gleichzusetzen mit dem Stoffwechsel.

So funktioniert der Stoffwechsel

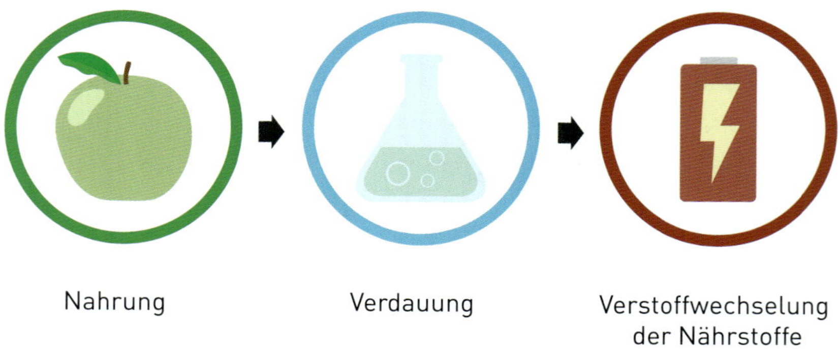

Der Energiestoffwechsel: kataboler und anaboler Stoffwechsel

Da unser Körper für alle seine Aktivitäten Energie braucht, muss diese über den Stoffwechsel erzeugt werden. Die Energie, die sowohl in pflanzlichen als auch in tierischen Lebensmitteln gespeichert ist, muss also nach der Nahrungsaufnahme im Körper in Energie umgewandelt werden, was man als Energiestoffwechsel bezeichnet. Dabei unterscheidet man zwei grundsätzliche Formen des Energiestoffwechsels: den Katabolismus und den Anabolismus.

Katabolismus

Beim katabolen Stoffwechsel werden chemisch komplexe Stoffe zu einfachen Stoffen abgebaut. Hierbei werden die Nährstoffe, die der Körper aufnimmt oder gespeichert hat, wie Fette, Eiweiße und Kohlenhydrate, in kleinere Moleküle zerlegt. Komplexe Nahrungsstoffe wie Kohlenhydrate werden also in einfachere Stoffe wie Glukose abgebaut. Dabei wird die Energie, die in den Molekülen gespeichert ist, freigesetzt, und diese Energie wird den Zellen zugeführt. Dieser Vorgang geschieht zum einen nach der Nahrungsaufnahme, zum anderen aber auch, wenn der Körper keine neue Energie zugeführt bekommt und auf eingelagerte Reserven zurückgreifen muss. Wenn man länger nichts gegessen hat, Hunger hat oder sich körperlich betätigt, wird der katabole Stoffwechsel also auch aktiv.

Der Katabolismus ist also ein Abbauprozess und dient zur Energiegewinnung.

Anabolismus

Der anabole Stoffwechsel zeichnet sich im Gegensatz zum Katabolismus durch den Aufbau von Stoffen aus. Hierbei werden aus den einfachen Nährstoffen komplexere Biomoleküle aufgebaut. Bei diesem Prozess nutzt der Körper die durch den Katabolismus freigesetzte Energie, um komplexe Moleküle zu synthetisieren. Diese komplexen Moleküle werden dann verwendet, um körpereigene Stoffe zu bilden, die für zahlreiche Körperfunktionen benötigt werden. Dazu gehören beispielsweise der Muskelaufbau, die Zellerneuerung, die Reparatur von Gewebe nach Verletzungen oder Krankheiten oder die Immunabwehr. Der Anabolismus ist zudem entscheidend für die Energie- und Nährstoffspeicherung im Körper.

Der Anabolismus ist also ein Aufbauprozess, der eine wichtige Rolle beim Wachstum und der Aufrechterhaltung des Körpers spielt.

Der Kreislauf von Katabolismus und Anabolismus

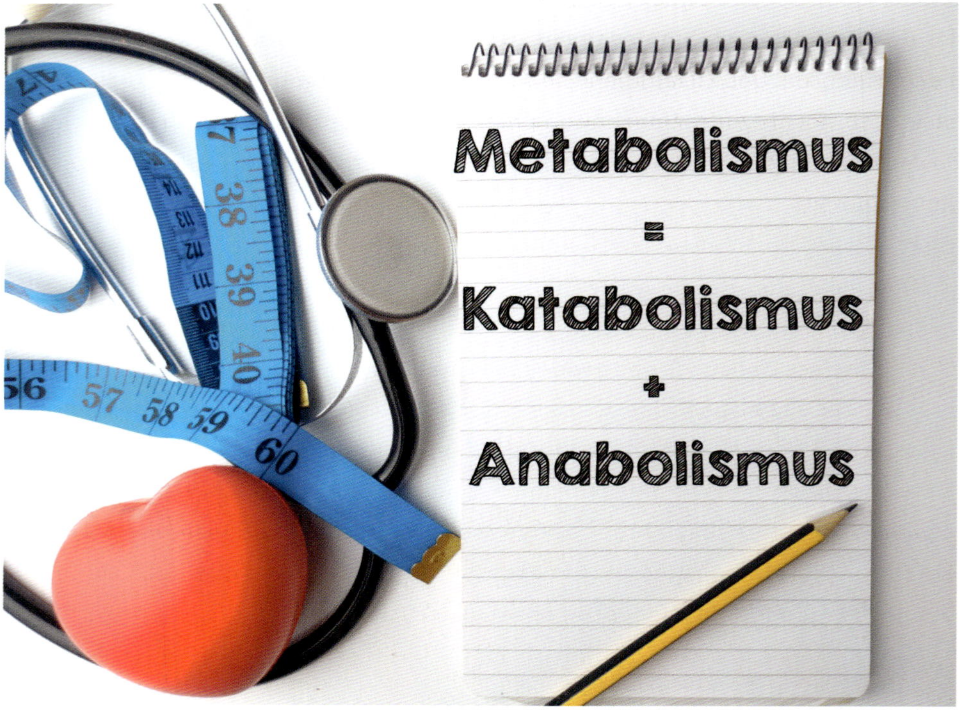

Der katabole und der anabole Stoffwechsel laufen nicht gleichzeitig ab, sondern sind zwei gegensätzliche Prozesse, die in einer Art Kreislauf agieren. Im Katabolismus werden komplexe Moleküle in einfachere Moleküle abgebaut, um Energie freizusetzen. Dieser Prozess liefert die Energie, die für den Anabolismus benötigt wird. Beispielsweise werden im Katabolismus Nahrungsmoleküle wie Kohlenhydrate, Fette und Proteine durch Verdauungsprozesse in einfachere Bausteine wie Glukose, Fettsäuren und Aminosäuren aufgespalten. Diese Bausteine werden dann während des Anabolismus verwendet, um größere Moleküle aufzubauen. Der Anabolismus nutzt dabei die Energie, die im Katabolismus freigesetzt wird, um komplexere Moleküle aufzubauen und Strukturen im Körper zu reparieren und aufzubauen.

Obwohl Anabolismus und Katabolismus grundsätzlich entgegengesetzt sind, arbeiten sie eng zusammen und ermöglichen dadurch dem Körper, einen stabilen Stoffwechsel aufrechtzuerhalten. Beispielsweise kann der Körper in Zeiten des Nahrungsüberschusses überschüssige Energie und Nährstoffe durch anabole Prozesse wie die Synthese von Glykogen, Proteinen oder Fetten speichern. Bei Bedarf kann der Körper dann auf diese Reserven durch katabole Prozesse zugreifen, um Energie freizusetzen. Das Zusammenspiel von Anabolismus und Katabolismus ist daher essenziell für die Aufrechterhaltung eines funktionierenden Stoffwechsels, den Gewebeaufbau, das Wachstum, die Reparatur von Gewebe und die Energieversorgung des Körpers.

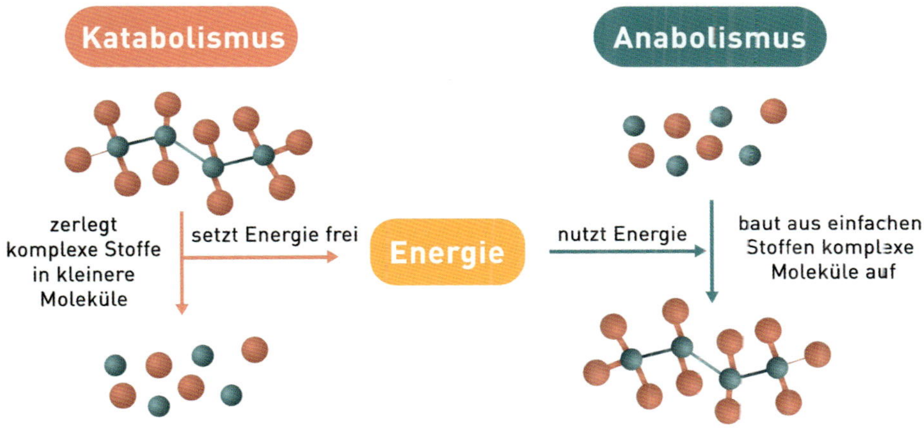

Die verschiedenen Arten des Stoffwechsels

Neben den Stoffwechselformen des Katabolismus und Anabolismus wird der Metabolismus zusätzlich danach unterteilt, welche Stoffe er verwertet. Dabei spielen zum einen Kohlenhydrate, Fette und Eiweiße, zum anderen auch Mineralstoffe eine wichtige Rolle im Stoffwechselvorgang.

Kohlenhydratstoffwechsel

Der Kohlenhydratstoffwechsel ist der Stoffwechselprozess, bei dem Kohlenhydrate im Körper abgebaut und verwertet werden. Kohlenhydrate sind die wichtigste Energiequelle für unseren Körper und werden in Form von Glukose in den Zellen verwendet.

Der Kohlenhydratstoffwechsel beginnt mit der Aufnahme von Kohlenhydraten über die Nahrung. Kohlenhydrate sind in verschiedensten Nahrungsmitteln enthalten, wozu unter anderem Zucker, Getreideprodukte, Gemüse, Kartoffeln und Obst gehören. Diese werden im Verdauungstrakt in Einfachzucker, zum Beispiel Glukose oder Fruktose, zerlegt. Von dort gelangen die Zuckermoleküle über den Blutkreislauf zu den Zellen, wo der eigentliche Stoffwechselprozess stattfindet. Wenn ausreichend Einfachzucker in den Zellen vorhanden ist, kann der Körper diesen zur Energieproduktion nutzen. Die Glukose wird in diesem Fall verbrannt und somit verbraucht. Wenn der Körper gerade keine Energie benötigt, wird der Einfachzucker in unserer Muskulatur und in der Leber zu Glykogen umgebaut und dort als Vorrat und Energiereserve gespeichert.

Mehr zu Kohlenhydraten und den Kohlenhydratlieferanten finden Sie auf S. 62.

Fettstoffwechsel

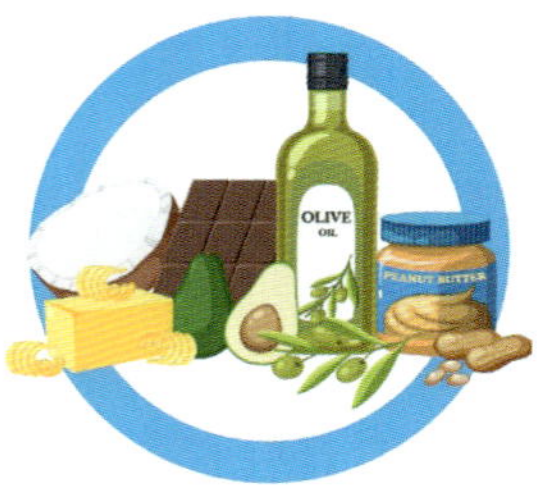

Fette dienen der Energiegewinnung in den Zellen und sind außerdem wertvolle Energiespeicher. Der menschliche Körper benötigt zudem Fette zur Bildung von Hormonen und Botenstoffen sowie zum Aufbau der Zellen, da sie Bestandteile der Zellwände und anderer Membranen sind. Wir nehmen Fette über Nahrungsmittel wie Fisch und Fleisch, Milchprodukte, Nüsse, Lebensmittel wie Avocados und natürlich über Pflanzenöle zu uns.

Um die Energie der Fette verwerten zu können, werden diese beim Fettstoffwechsel zunächst während der Verdauung in ihre Bestandteile, die Fettsäuren und Glyceride, aufgespalten. Diese werden dann über das Blut weiter transportiert, unter anderem zur Leber, da diese das wichtigste Organ für den Auf- und Abbau von Fetten ist. Fett, das nicht sofort vom Körper verbraucht wird, wird in Fettdepots als Energiereserve für »schlechte Zeiten« eingelagert.

Der Fettstoffwechsel wird übrigens manchmal auch als Lipidstoffwechsel bezeichnet, da bei diesem Prozess sowohl Fette (Lipide) als auch andere wasserunlösliche Nährstoffe (Lipoide), verarbeitet werden.

Welche Fette für eine optimale Stoffwechselernährung gut sind, lesen Sie auf S. 63.

Eiweißstoffwechsel

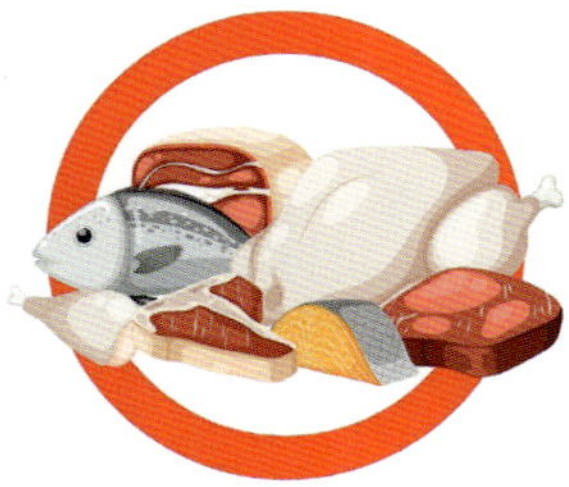

Der Eiweißstoffwechsel ist der Prozess, bei dem Eiweiße, auch Proteine genannt, im Körper aufgenommen, verarbeitet, abgebaut und genutzt werden. Der Eiweißstoffwechsel beginnt mit der Aufnahme von Proteinen durch die Nahrung. Diese Proteine werden im Verdauungstrakt in ihre Bestandteile, die Aminosäuren, zerlegt. Daher wird der Eiweißstoffwechsel auch als Aminosäurestoffwechsel bezeichnet.

Beim Eiweißstoffwechsel werden die Aminosäuren über die Blutbahn in die Zellen transportiert, wo sie endgültig verstoffwechselt werden. Im Körper dienen sie zum Aufbau von Zellen, Muskeln, Hormonen, Blutkörperchen, Enzymen und zahlreichen weiteren Geweben. Zusätzlich dazu werden sie für Reparaturprozesse, beispielsweise die Wundheilung oder auch die Reparatur geschädigter Zellen, eingesetzt. Überschüssige Proteine, die der Körper nicht benötigt, können auch als Energiequelle verwendet werden, und auch bei einem Nährstoffmangel kann er aus Proteinen Energie gewinnen.

Gute Eiweißlieferanten sind Fleisch, Fisch, Hülsenfrüchte und Nüsse/Kerne, Eier, Milch- und Milchprodukte. Da Proteine den Stoffwechsel maßgeblich ankurbeln, sollten Sie täglich eine ausreichende Menge davon zu sich nehmen. Mehr dazu erfahren Sie auf S. 64.

Mineralstoffwechsel

Mineralstoffe spielen eine wichtige Rolle im menschlichen Organismus. Wir benötigen beispielsweise Kalzium und Phosphor für den Knochenaufbau, Kalzium und Magnesium für die Muskelarbeit, Magnesium für den Energiestoffwechsel, Phosphor und Eisen für das Immunsystem, Zink für den Auf- und Abbau von Kohlenhydraten, den Fettstoffwechsel und die Eiweißsynthese etc.

Der Mineralstoffwechsel sorgt dafür, dass wir die Mineralstoffe, die wir über die Nahrung aufnehmen, verwerten können. Dabei umfasst der Mineralstoffwechsel die Aufnahme von Mineralstoffen aus der Nahrung, ihre Verdauung und Resorption im Verdauungstrakt, den Transport zu den Zielgeweben, die Speicherung in den Körpergeweben sowie die Ausscheidung überschüssiger Mineralstoffe.

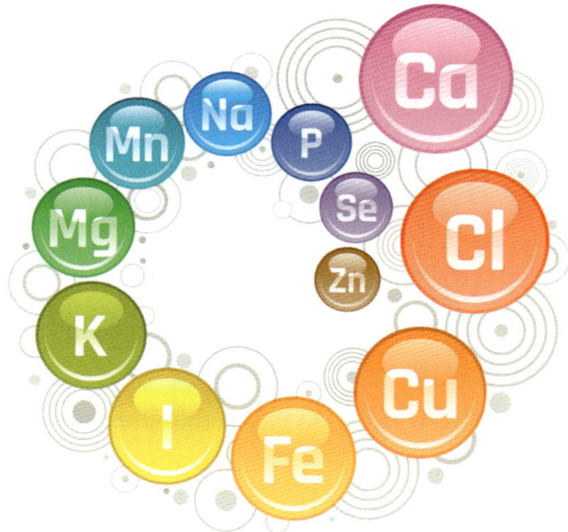

Für einen gut funktionierenden Stoffwechsel sollten wir darauf achten, ausreichend Mineralstoffe zu uns zu nehmen. Mehr dazu inklusive einer Tabelle über die wichtigsten Mineralstoffe und die empfohlenen Referenzwerte erfahren Sie auf S. 69.

Was sind Mineralstoffe?

Mineralstoffe sind anorganische Nährstoffe, die wir nicht selbst herstellen können, die allerdings wichtige Bestandteile des menschlichen Organismus sind, der zu ca. 17 Prozent aus Protein, zu ca. 16 Prozent aus Fett, zu ca. 60 Prozent aus Wasser und zu ca. 6 Prozent aus Mineralstoffen und Kohlenhydraten besteht. Unser Organismus benötigt die Mineralstoffe für die verschiedensten Aufgaben, wie beispielsweise für das optimale Funktionieren des Stoffwechsels, für die Fortpflanzung oder die Zellteilung, außerdem dienen sie als Bausteine von Körperstrukturen, sind wichtig für den Knochenaufbau, für die Produktion von Schilddrüsenhormonen etc. Sie sind also lebensnotwenig für uns, obwohl wir sie nicht selbst produzieren.

Mineralstoffe werden in Mengenelemente und Spurenelemente unterteilt. Mineralstoffe, die in einer Konzentration von mehr als 50 mg je kg Körpergewicht im Körper vorkommen, werden als Mengenelemente bezeichnet. Mineralstoffe mit einem geringeren Vorkommen im Körper bezeichnet man als Spurenelemente.

Zu den Mengenelementen zählen Chlorid, Kalium, Kalzium, Magnesium, Natrium, Phosphor und Schwefel. Zu den Spurenelementen zählen Chrom, Eisen, Fluor, Jod, Kobalt, Kupfer, Mangan, Molybdän, Selen, Silicium und Zink.

Die Steuerung des Stoffwechsels

Woher weiß der Stoffwechsel eigentlich, was er tun soll, welche Stoffe er aufbauen und welche er abbauen soll? Hier kommen das Hormon- und Nervensystem ins Spiel, die die Steuerung des Stoffwechsels übernehmen.

Da der Stoffwechsel sehr komplex ist, sind zahlreiche verschiedene Hormone und Enzyme daran beteiligt, ihn zu steuern. Zu den wichtigsten Steuerhormonen gehören die folgenden:

- **Insulin**: Es wird in der Bauchspeicheldrüse produziert und steuert den Kohlenhydratstoffwechsel. Insulin reguliert den Blutzuckerspiegel, indem es die

Aufnahme von Glukose aus dem Blut in die Zellen fördert und die Speicherung von Glukose in Form von Glykogen in der Leber und den Muskeln stimuliert. Es senkt also den Blutzuckerspiegel.

- **Glukagon**: Es wird ebenfalls in der Bauchspeicheldrüse produziert und hat eine gegenteilige Wirkung wie Insulin. Glukagon stimuliert die Freisetzung von gespeicherter Glukose aus der Leber und sorgt somit dafür, dass Zucker ins Blut geschleust wird, sodass die Zellen im ganzen Körper mit Glukose versorgt werden. Es erhöht also den Blutzuckerspiegel.

- **Schilddrüsenhormone**: Thyroxin und Trijodthyronin regulieren den Stoffwechsel im gesamten Körper. Sie erhöhen den Grundumsatz des Körpers, indem sie den Stoffwechsel von Kohlenhydraten, Fetten und Proteinen anregen, und steigern den Energieverbrauch in den Zellen, sodass sie bestimmen, wie schnell oder langsam die chemischen Reaktionen des Stoffwechsels im Körper ablaufen.

- **Adrenalin und Noradrenalin**: Diese Hormone werden von den Nebennieren produziert. Sie erhöhen den Blutzuckerspiegel, indem sie die Freisetzung von Glukose aus der Leber und den Abbau von Glykogen in den Muskeln stimulieren. Darüber hinaus steigern sie den Stoffwechsel, die Herzfrequenz und den Blutdruck.

Darüber hinaus spielt auch das Nervensystem eine Rolle bei der Regulation des Stoffwechsels. Das autonome Nervensystem, bestehend aus dem Sympathikus und Parasympathikus, kann den Stoffwechsel beeinflussen, abhängig von den aktuellen Bedürfnissen des Körpers. Ein erhöhter Sympathikus kann den Stoffwechsel anregen und die Energieproduktion erhöhen, während ein erhöhter Parasympathikus den Stoffwechsel verlangsamen kann.

Der Stoffwechsel wird also durch eine komplexe Regulation von hormonellen und neurologischen Mechanismen gesteuert. Diese Mechanismen sorgen für eine optimale Anpassung des Stoffwechsels an die energetischen Bedürfnisse des Körpers, regulieren den Blutzuckerspiegel und beeinflussen den Abbau, die Umwandlung und Speicherung von Nährstoffen, um diese optimal zu verwerten.

Der gestörte Stoffwechsel

Wenn unser Stoffwechsel aus dem Gleichgewicht gerät, wirkt sich dies negativ aus unser Wohlbefinden und auf unsere Gesundheit aus. Dies kann sich in kurzfristigen Problemen zeigen, aber auch in erheblichen Stoffwechselstörungen bis hin zu Stoffwechselerkrankungen. Was den Stoffwechsel negativ beeinflusst und welche Auswirkungen dies hat, lesen Sie in diesem Kapitel.

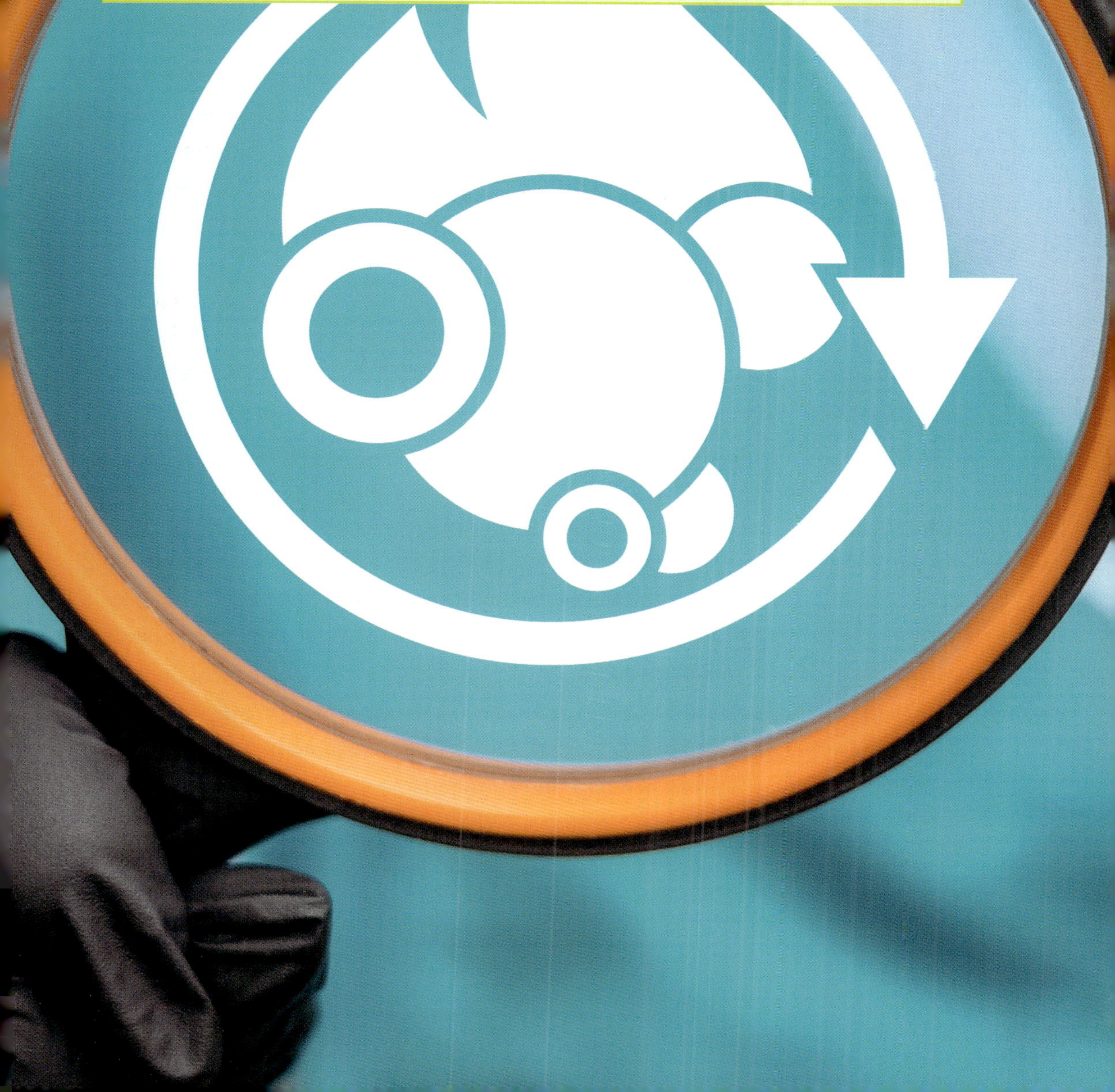

Ein guter Stoffwechsel versorgt unseren Köper mit allem, was er braucht, transportiert schädliche Abfallstoffe aus dem Körper und hält uns insgesamt gesund. Wenn der Stoffwechsel allerdings nicht so funktioniert, wie er sollte, wenn er zu langsam oder auch zu schnell ist, wirkt sich dies in der Regel negativ auf unseren Körper aus und kann vielfältige Auswirkungen nach sich ziehen. Dabei spielen verschiedene Faktoren eine Rolle, die den Stoffwechsel beeinflussen können.

Was den Stoffwechsel beeinflusst

Unabhängig davon, ob man von Natur aus einen eher schnellen oder eher langsamen Stoffwechsel hat (s. S. 27), so gibt es noch zahlreiche Dinge, die sich auf den Stoffwechsel auswirken. Dies können zum einen äußere Begebenheiten sein, auf die wir nur in einem gewissen Maße bis hin zu gar keinen Einfluss nehmen können, zum anderen aber auch Dinge, an denen wir ganz gezielt etwas tun können, um den Metabolismus zu verbessern.

Äußere Einflüsse auf den Metabolismus

Alter, Geschlecht, Hormone, Umwelt – auch wenn uns dies vielleicht bisher gar nicht bewusst war, so beeinflussen diese Faktoren unseren Stoffwechsel.

Alter
Konnten Sie früher auch viel mehr essen als heute, ohne dass Sie dabei zugenommen haben? Das liegt am Stoffwechsel, da sich dieser ab ungefähr dem 30. Lebensjahr verlangsamt. Diese Verlangsamung schreitet mit zunehmendem Alter weiter voran. Die generelle Abnahme des Stoffwechsels im Alter lässt sich nicht ändern, man kann aber in jedem Alter Gegenmaßnahmen ergreifen, um den Metabolismus ordentlich auf Trab zu bringen. Nicht selten liegt ein langsamerer Metabolismus nämlich nicht nur am Alter, sondern auch am Lebenswandel, da sich viele Menschen immer weniger bewegen, je älter sie werden – sei es durch den Beruf, wie beispielsweise eine Schreibtischtätigkeit, oder auch dadurch bedingt, dass man einfach träger wird, Bewegung immer schwerer fällt oder gar schmerzt.

Geschlecht

Männer haben grundsätzlich aufgrund der Muskulatur einen besseren Stoffwechsel als Frauen. Das liegt daran, dass sich die Muskulatur zwischen den Geschlechtern unterscheidet, da Männer in der Regel mehr Muskelmasse und Frauen einen höheren Fettanteil haben – und je mehr Muskeln im Spiel sind, desto höher ist der Energieumsatz, der Kalorienverbrauch und somit der Energiestoffwechsel. Aus diesem Grund nehmen Frauen oftmals schneller zu als Männer und haben auch größere Probleme, überflüssige Pfunde wieder loszuwerden.

Hormone

Hormonelle Schwankungen haben erheblichen Einfluss auf unseren Stoffwechsel. Da der Stoffwechsel, wie Sie auf S. 18 gelesen haben, maßgeblich von den Schilddrüsenhormonen gesteuert und reguliert wird, wirken sich Schwankungen dieser Hormone natürlich auf den Metabolismus aus. Bei Menschen mit einer Schilddrüsenunterfunktion werden weniger Schilddrüsenhormone produziert, weshalb sich bei ihnen der gesamte Stoffwechsel verlangsamt. Bei einer Schilddrüsenüberfunktion laufen die Stoffwechselvorgänge hingegen beschleunigt ab. Bei Frauen kommen zudem vor allem in den Wechseljahren noch hormonelle Schwankungen hinzu, die den Stoffwechsel ebenfalls beeinflussen können.

Umweltfaktoren

Der Stoffwechsel wird durch Umweltfaktoren wie die Jahreszeit oder Temperatur beeinflusst. Das merkt man vor allem in den Wintermonaten: Wird es kälter, verlangsamt sich auch der Stoffwechsel.

Faktoren unseres Lebensstils, die den Stoffwechsel schwächen

So manche mehr oder weniger lieb gewonnene Gewohnheit tut dem Stoffwechsel ganz und gar nicht gut. Das fängt bei der Ernährung an, geht über das (leidige) Thema Bewegung bis hin zu Stress und Schlaf. Wer seinen Körper und sein Wohlbefinden gut pflegt, pflegt damit auch seinen Metabolismus. Achten Sie daher einmal auf Ihren Alltag: Haben sich auch bei Ihnen die ein oder anderen Fehler, die Sie im Folgenden kennenlernen, eingeschlichen, die Ihren Stoffwechsel schwächen?

Wenn das der Fall ist, ist es ratsam, sich selbst einmal aufmerksam zu beobachten, sich vielleicht eine Liste zu erstellen, um aufzudecken, welche Unachtsamkeiten Sie oft auch unbewusst begehen. Wenn Sie sich erst einmal bewusst gemacht haben, an welchen Stellschrauben in Ihrem Lebensstil Sie drehen können, um Ihren Stoffwechsel anzukurbeln, haben Sie bereits den ersten Schritt getan.

Ernährung

Unsere Ernährung spielt eine sehr große Rolle bei allen Stoffwechselvorgängen, weil sich alles, was wir unserem Organismus über die Nahrung zuführen, unmittelbar auf unseren Metabolismus auswirkt. Wenn wir uns falsch ernähren, kann dies unseren Stoffwechsel beeinträchtigen und verlangsamen. Nehmen wir beispielsweise zu viele Kohlenhydrate und Fette auf, legt unser Stoffwechsel Energiereserven für harte Zeiten an.

Zucker

Zucker – so gerne wir ihn auch essen – ist für den Stoffwechsel alles andere als gut. Denn er kann den Stoffwechsel verlangsamen und unsere Fähigkeit zur Fettverbrennung reduzieren. Der einfache Zucker wird von der Leber verstoffwechselt und von dieser in Fett umgewandelt, was die Fetteinlagerungen im Körper erhöht und sogar zu Fettstoffwechselstörungen führen kann. Auch wegen seiner fehlenden Nährstoffe und seiner hohen Kalorienzahl ist Zucker sehr ungesund.

Reduzieren Sie daher möglichst Ihren Zuckerkonsum, was nicht nur für den Einsatz von Haushaltszucker & Co. gilt. Achten Sie auch auf versteckten Zucker, der sich vor allem in verarbeiteten Lebensmitteln und Fertigprodukten, in Süßigkeiten und fertigen Müslimischungen oder Getränken wie Limonaden, Energiegetränken, Eistees und Fruchtsäften und auch in Marmeladen und Trockenobst versteckt.

Komplett verzichten müssen Sie natürlich nicht; wenn Sie sich ab und zu mal ein Stückchen Kuchen oder eine Süßigkeit gönnen, ist das selbstverständlich in Ordnung. Versuchen Sie aber am besten generell, weniger zu süßen und greifen Sie auf Alternativen zurück. Hier bieten sich natürliche Süßungsmittel wie Dicksäfte, Sirup und Honig an und auch Erythrit, das aus Traubenzucker gewonnen wird. Gegenüber

Zucker hat es einige ganz klare Vorteile: Es hat nahezu keine Kalorien (im Vergleich: Erythrit hat 0,2 kcal/100 g, Zucker hat 400 kcal/100 g) und beeinflusst den Blutzucker- und Insulinspiegel nicht.

Alkohol

Alkohol hat viele Kalorien und enthält oftmals auch viel Zucker, und zudem hat er auch noch die negative Eigenschaft, den Fettabbau im Körper zu hemmen, weil die Leber bei Alkoholkonsum zunächst mit seiner Verarbeitung beschäftigt ist und erst danach die Verarbeitung des Fetts angeht. Außerdem bereitet uns Alkohol Hunger, weil die Magensäure durch die Aufnahme von Alkohol aktiviert wird, was dazu führt, dass wir hungrig werden und sich der Stoffwechsel verlangsamt. Zusätzlich zu den Kalorien des Alkohols nehmen wir dann nicht selten auch noch weitere Kalorien zu uns. Alles sehr gute Gründe, um für einen gesunden Stoffwechsel den Alkoholkonsum einzustellen oder auf ein Minimum einzuschränken.

Fast Food

Fast Food und verarbeitete Lebensmittel, wie beispielsweise Fertiggerichte, enthalten oftmals viel zu viel Zucker und nicht selten auch billige Fette und sollten daher nicht konsumiert werden. Denn diese Nahrungsmittel verursachen einen starken Blutzuckeranstieg, lösen dadurch eine entsprechende Insulinreaktion aus, führen zu Hunger auf weitere Kohlenhydrate und hemmen dadurch den Stoffwechsel. Eine gesunde, frische Ernährung ist daher ratsam.

Unregelmäßige Mahlzeiten

Das Frühstück ist die wichtigste Mahlzeit des Tages, das haben Sie sicher schon oft gehört. Was den Stoffwechsel angeht, so ist da auf jeden Fall viel Wahres dran, denn wer morgens nichts isst, verlangsamt dadurch seinen Stoffwechsel. Zudem haben Menschen, die nicht frühstücken, meist abends mehr Hunger. Daher ist es sinnvoll, zumindest eine Kleinigkeit zu frühstücken, auch wenn es morgens schnell gehen muss – vielleicht bereiten Sie sich dazu abends bereits eine Portion Overnight Oats zu, essen morgens etwas Obst oder trinken einen köstlichen Smoothie, den Sie auch am Abend vorher schon zubereiten können.

Generell ist es für den Stoffwechsel nicht gut, wenn Sie nicht regelmäßig essen. Für eine effektive Anregung des Stoffwechsels ist es nämlich am besten, wenn Sie im Laufe des Tages in regelmäßigen Abständen mehrere Mahlzeiten zu sich nehmen (s. S. 57).

Diäten

Diäten können dem Stoffwechsel eher schaden und ihn aus dem Gleichgewicht bringen als ihn zu unterstützen. Wenn man durch das Einsparen von Kalorien abnehmen möchte, signalisiert man seinem Metabolismus eine Notzeit, ähnlich einer Hungersnot, und versetzt ihn so in eine Art »Energiesparmodus«. Der Stoffwechsel reagiert darauf, indem er den Energieverbrauch reduziert und Fettreserven bildet, um für Notzeiten ausreichend Energie zu haben. Zusätzlich dazu belastet man den gesamten Organismus vor allem durch strenge Diäten, weil man bei diesen dem Körper meist nicht die richtigen Nährstoffe und generell zu wenige Nährstoffe zuführt. Diese braucht der menschliche Körper aber, damit der Organismus richtig funktioniert. Die Folge ist ein gestörter Stoffwechsel, der nur noch auf Sparflamme arbeitet.

Aus diesem Grund ist es zu empfehlen, auf radikale Diäten zu verzichten und stattdessen das gewünschte Gewicht durch eine Umstellung auf eine ausgewogene und gesunde Ernährung in Kombination mit Sport zu erreichen.

Zu wenig trinken

Wasser ist ein zentraler Bestandteil unseres Körpers, den wir unbedingt benötigen, um den reibungslosen Ablauf lebenswichtiger Funktionen zu gewährleisten. Wenn man bedenkt, dass der menschliche Körper zu 60–70 Prozent aus Wasser besteht, wird schnell klar, dass ein Wasserverlust den Organismus schädigt. Denn nur ein gut mit Wasser versorgter Organismus kann den Körper ausreichend mit Vital- und Nährstoffen versorgen, Schadstoffe und Toxine ausleiten sowie einen reibungslosen Stoffwechsel gewährleisten. Wer zu wenig trinkt, riskiert einen Wassermangel, der dazu führt, dass das Blut dickflüssiger wird und langsamer fließt, sodass der Transport von Sauerstoff und Nährstoffen nicht mehr in ausreichender Geschwindigkeit vonstatten geht und auch der Abtransport von Giftstoffen verlangsamt wird.

Eine ausreichende Wasserzufuhr ist hingegen ein natürlicher Stoffwechselbeschleuniger. Pro Tag sollte ein Mensch mindestens 1,5 Liter trinken, so lautet die Empfehlung der Deutschen Gesellschaft für Ernährung (DGE). Dies ist allerdings der Mindestwert, besser ist es, wenn Sie pro Kilogramm Körpergewicht 30–35 ml Wasser täglich zu sich nehmen.

Stress

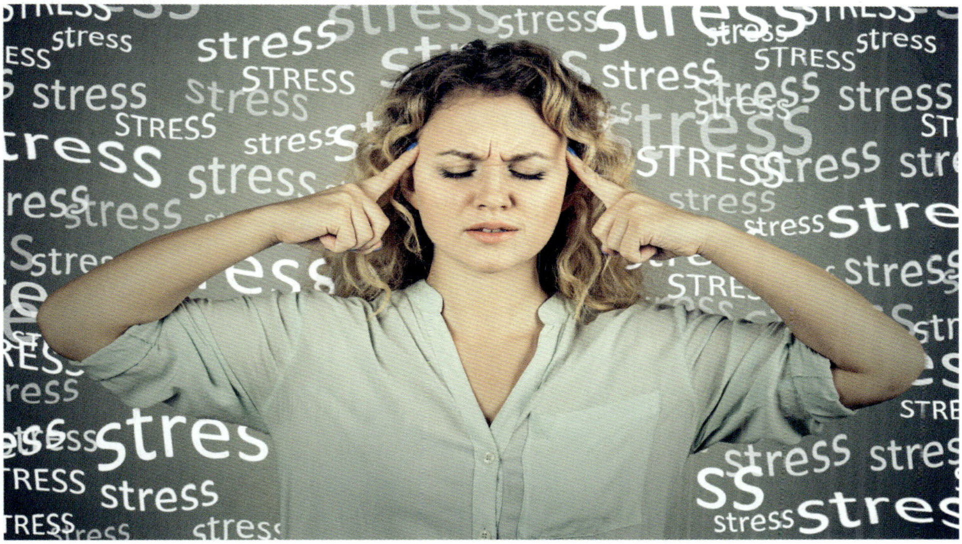

Stress hat eine negative Auswirkung auf unseren Stoffwechsel, weil er bewirkt, dass das Stresshormon Cortisol vermehrt ausgeschüttet wird. Cortisol ist ein Hormon, das zur Appetitregulierung beiträgt, sodass ein erhöhter Cortisolspiegel dazu führen kann, dass der Appetit steigt und sich kein natürliches Sättigungsgefühl mehr einstellt, was bedingt, dass man noch mehr isst. Dies kann zu einer Gewichtszunahme führen, und eine Gewichtszunahme wiederum führt zu einer Verlangsamung des Stoffwechsels. Durch Cortisol wird der Körper außerdem darauf vorbereitet, in eine »Kampf-oder-Flucht-Reaktion« zu schalten, um auf eine potenzielle Bedrohung reagieren zu können. Der Blutfluss und der Energieverbrauch werden von der Verdauung und dem Stoffwechsel auf die Muskeln und das Gehirn umgelenkt und der Stoffwechsel verlangsamt sich.

Wer also dauerhaft unter Stress steht, schädigt damit seinen Metabolismus auf lange Sicht, weshalb es sinnvoll ist, darauf zu achten, den Stress möglichst effektiv zu reduzieren.

Zu wenig Schlaf

Auch fehlender Schlaf wirkt sich negativ auf den Stoffwechsel aus. Zum einen kann sich der Körper bei unzureichendem Schlaf nicht ausreichend regenerieren, wodurch dann auch der Metabolismus aus der Balance gerät. Zum anderen schüttet der Körper bei Schlafmangel vermehrt Stresshormone, also Cortisol, aus und verlangsamt die Fettverbrennung.

Und auch die Hormone Leptin und Ghrelin geraten durch Schlafmangel aus dem Gleichgewicht. Um diese Hormone zu verstehen, muss man wissen, dass Leptin das Hungergefühl hemmt, während der Appetit durch Ghrelin angeregt wird. Schlafmangel bewirkt, dass der Leptinspiegel sinkt, was dazu führt, dass der Körper uns signalisiert, dass wir Hunger haben – auch wenn überhaupt kein Energiebedarf vorhanden ist. Gehen wir diesem Hungergefühl nun nach, lagern sich die überschüssigen Kalorien in den Fettpolstern ab. Hinzu kommt, dass ein Schlafmangel ebenso wie Müdigkeit das appetitanregende Hormon Ghrelin auch noch stimuliert. Wenn wir also zu wenig schlafen und dadurch bedingt tagsüber häufig müde sind, steigt der Ghrelinspiegel und somit der Appetit – und wieder essen wir zu viel.

Mangelnde Bewegung

Ohne ausreichend Bewegung gerät der Stoffwechsel schnell ins Stocken, weil er sich bei mangelnder Bewegung schlicht und einfach verlangsamt. Besonders schlecht ist zu langes Sitzen in Kombination damit, keinerlei Ausgleichssport zu betreiben.

Regelmäßige Aktivität, am besten an der frischen Luft, ist hingegen ein guter Stoffwechselbeschleuniger, weshalb Sie im Alltag darauf achten sollten, sich möglichst viel zu bewegen und immer mal wieder Sitzpausen einzulegen und zudem mindestens dreimal in der Woche Sport treiben sollten.

Zu schneller oder zu langsamer Stoffwechsel

Woran erkennt man eigentlich, dass der Stoffwechsel nicht so funktioniert, wie er sollte? Und gibt es dabei Unterschiede? Ja, denn man kann unterscheiden zwischen einem normalen, schnellen und langsamen Stoffwechsel.

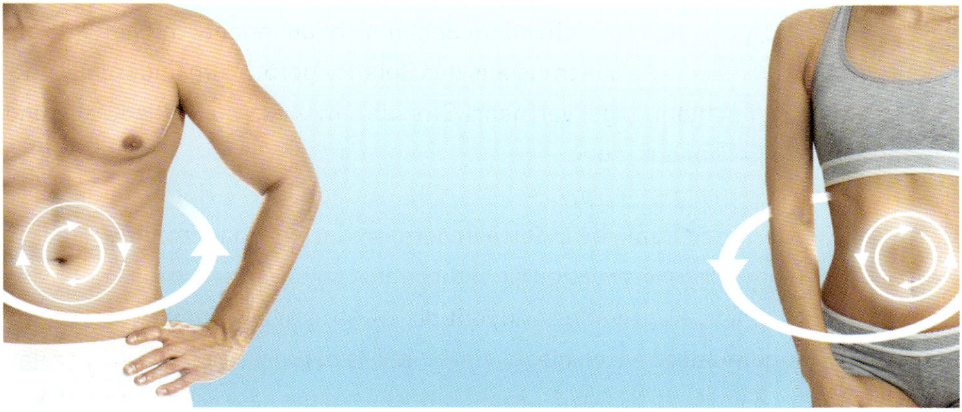

Menschen mit einem langsamen Stoffwechsel verbrennen weniger Kalorien als Menschen mit einem normalen Stoffwechsel, und wer einen schnellen Stoffwechsel hat, verbrennt die Kalorien sehr schnell. Ein Beispiel: Sie nehmen am Tag 2500 Kalorien zu sich. Haben Sie einen langsamen Stoffwechsel, verbraucht Ihr Körper diese nicht alle und schafft es beispielsweise nur, 2000 Kalorien zu verbrennen, wohingegen der normale Stoffwechsel die 2500 Kalorien und der schnelle Stoffwechsel sogar um die 3000 Kalorien verbrennt. Wer weniger Kalorien verbraucht, als er zu sich nimmt, nimmt in der Folge an Gewicht zu, und wer mehr verbrennt, nimmt eher ab.

Da Menschen von Natur aus nicht alle denselben Stoffwechsel haben und sich die Geschwindigkeit und somit der Energieverbrauch durchaus vom einen zum anderen unterscheidet, kann man den Stoffwechsel in normal, langsam und schnell unterteilen. Und obwohl es genetisch bedingt ist, zu welchem Typ man gehört, kann man natürlich vor allem bei einem langsamen Metabolismus den Ablauf beeinflussen, indem man an seiner Ernährung und körperlichen Aktivität arbeitet.

Normaler Stoffwechsel

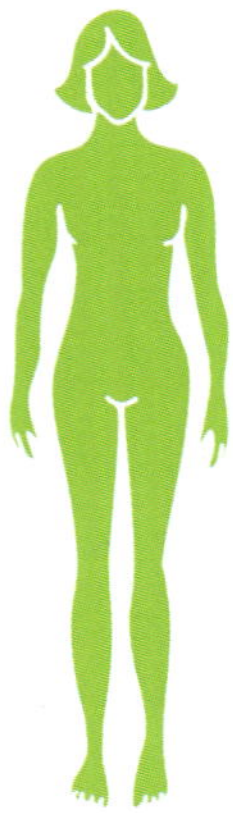

Bei einem normalen Stoffwechsel wird die Nahrung schnell verstoffwechselt, die Kalorien werden verbrannt, die Zellen mit allem versorgt, was sie benötigen und Abfallstoffe zügig aus dem Körper transportiert. Dass der Stoffwechsel gut funktioniert und in Ordnung ist, können Sie an folgenden Anzeichen erkennen:

- **Ihnen ist häufig warm**: Ein optimal funktionierender Metabolismus produziert genau die Menge an Energie, die der Körper benötigt, sodass man auch eine angenehme Körpertemperatur hat. Wenn Ihnen also häufig warm ist, ist dies ein Anzeichen für einen guten Stoffwechsel.

- **Sie haben regelmäßigen Stuhlgang**: Wenn Ihre Verdauung gut ist und Sie einen regelmäßigen und guten Stuhlgang haben, können Sie davon ausgehen, dass Ihr Stoffwechsel rund läuft. Wichtig ist dabei nicht unbedingt, wie häufig Sie Stuhlgang haben, sondern, dass dieser in regelmäßigen Abständen stattfindet und dass der Stuhl selbst in Ordnung ist – häufiger Durchfall oder Verstopfung zeigt an, dass etwas nicht stimmt.

- **Sie pupsen häufig**: Wenn man häufig pupst, ist dies in der Regel ein Zeichen dafür, dass die Verdauung in vollem Gang ist und der Stoffwechsel gut in Schwung ist. Auch wenn vielen Menschen das Pupsen unangenehm ist, so ist es doch gesund. Wer es sich verkneift, leidet danach nicht selten an Bauchschmerzen oder bekommt sogar Verdauungsstörungen; daher sollten Sie im Zweifelsfall einen Ort wie die Toilette aufsuchen, um Ihre Darmwinde zu erleichtern.

Schneller Stoffwechsel

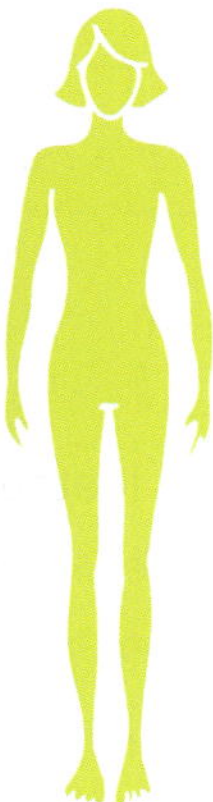

Menschen, die zu einem schnellen Stoffwechsel neigen, sind meist schlank und halten ihr Gewicht sehr leicht. Manchmal kann der Metabolismus auch zu schnell arbeiten, was man an folgenden Anzeichen erkennt:

- Sie haben Schwierigkeiten, Ihr Gewicht zu halten, weil Sie ständig Gewicht verlieren und Probleme damit haben zuzunehmen.
- Sie verspüren oft Hunger, auch wenn Sie gerade etwas gegessen haben.
- Ihr Harndrang ist sehr stark.
- Als Frau leiden Sie unter einer unregelmäßigen Menstruation.

Wenn dies bei Ihnen so ist und Sie sich damit unwohl fühlen und eventuell als zu dünn erachten, können Sie Ihrem Stoffwechsel mit den folgenden Maßnahmen etwas Gutes tun und dadurch auf gesunde Weise zunehmen:

- Achten Sie auf Ihren Kalorienverbrauch, denn da Sie Kalorien schnell verbrennen, sollten Sie mehr Kalorien zu sich nehmen als normalerweise. Sie können gerne auch größere Portionen essen.
- Nehmen Sie gesunde Sattmacher zu sich; dazu gehören Ballaststoffe, Proteine und mehrfach ungesättigte Fette.
- Essen Sie regelmäßig und achten Sie darauf, keine Mahlzeit auszulassen.

- Gesunde und energiereiche Zwischenmahlzeiten sind für Sie sinnvoll, hierzu gehören beispielsweise eine Portion Nüsse, eine Banane, eine Quarkspeise mit Obst etc.

Langsamer Stoffwechsel

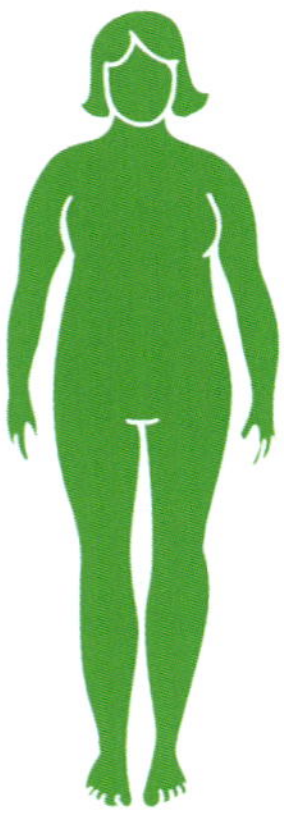

Das Stoffwechselproblem, von dem man am häufigsten hört, ist das eines langsamen Stoffwechsels. Dies ist auch das Problem, dem sich dieses Buch zum größten Teil widmet. Bei einem langsamen Stoffwechsel laufen die Reaktionen im Körper auf Sparflamme ab. Die Zellen sind weniger aktiv und man verbrennt weniger Kalorien. Vor allem, wenn Sie sich gesund und ausgewogen ernähren und Sport treiben und dabei trotzdem zunehmen und/oder sich antriebslos und schlapp fühlen, ist dies ein Anzeichen für einen langsamen Metabolismus.

Wenn der Stoffwechsel nicht ganz rund läuft, können Sie das an den folgenden körperlichen Anzeichen erkennen:

- **Gewichtszunahme**: Sie nehmen an Gewicht zu, auch wenn Sie nichts an Ihrer Ernährung verändert haben. Das kann daran liegen, dass Ihr Körper die Energie, die Sie ihm zuführen, nur langsam verbrennt.

- **Müdigkeit**: Sie sind häufig müde und fühlen sich schlapp und ausgelaugt. Weil die Energie bei einem langsamen Stoffwechsel nur langsam verbrannt wird, werden auch die Energieprozesse der Organe und des gesamten Körpers gedrosselt, wodurch das Gefühl der Trägheit und der Müdigkeit entsteht.

- **Kopfschmerzen**: Sie leiden oft unter Kopfschmerzen. Hier liegt der Grund oftmals in einer Schilddrüsenunterfunktion, wodurch ein Mangel an Schilddrüsenhormonen entsteht. Eine solche hormonelle Dysregulation kann Kopfschmerzen auslösen oder diese verschlimmern.

- **Gedächtnis**: Sie haben oftmals Schwierigkeiten sich zu konzentrieren und vergessen öfter etwas. Wenn das Gehirn keine dauerhaft gute Energieversorgung erhält, wie es bei einem langsamen Stoffwechsel der Fall ist, nehmen die Konzentration und die Leistungsfähigkeit des Gehirns ab.

- **Stimmung**: Sie neigen zu Stimmungsschwankungen und sind öfter niedergeschlagen. Stoffwechselprobleme, insbesondere eine Unterfunktion der Schilddrüse, können zu einem Mangel an Schilddrüsenhormonen führen, was sich wiederum negativ auf die Stimmung auswirken und zu Symptomen wie Niedergeschlagenheit, Müdigkeit und Antriebslosigkeit führen kann.

- **Temperatur**: Sie frieren schnell und haben oft kalte Hände und/oder Füße. Wenn der Körper durch einen langsamen Stoffwechsel nicht ausreichend Energie erhält, kann dies dazu führen, dass der Körper weniger Energie hat, um sich warm zu halten.

- **Haare und Haut**: Sie leiden unter Haarausfall und trockener Haut. Da die Zellen bei einem langsamen Stoffwechsel nicht sehr aktiv sind, regenerieren auch Haut- und Haarzellen nicht sehr schnell, was zu diesen Problemen führen kann.

Diese Symptome können, müssen aber nicht, ihre Ursache in einem langsamen Stoffwechsel haben. Es ist auch möglich, dass Sie, vor allem, wenn nicht alle Anzeichen gleichzeitig auftreten, ein anderes Problem haben, wie beispielsweise eine Schilddrüsenunterfunktion oder einen Nährstoffmangel. Daher ist es sinnvoll, mit Ihrer Ärztin oder Ihrem Arzt zu sprechen, wenn Sie den Eindruck haben, einen verlangsamten Metabolismus zu haben, damit geklärt werden kann, dass keine andere Ursache hinter Ihren Symptomen steckt.

Wie Sie einen zu langsamen Stoffwechsel optimieren und beschleunigen können, erfahren Sie in den folgenden Kapiteln dieses Buches.

Stoffwechselstörungen

Wenn der Stoffwechsel aus dem Gleichgewicht geraten ist und nicht mehr richtig funktioniert, liegt eine Stoffwechselstörung vor. Das passiert zum einen dann, wenn die Verwertung einzelner Nährstoffe eingeschränkt ist oder nicht richtig funktioniert und die Nährstoffe zum anderen nicht an den Stellen ankommen, an denen sie gebraucht werden. Auch wenn der Hormonhaushalt ins Wanken gerät, kann dies eine Stoffwechselstörung nach sich ziehen. Dies ist zum Beispiel bei einer Schilddrüsenunterfunktion der Fall, bei der die Schilddrüse nicht genügend Hormone produziert.

Ähnlich wie bei einem generell langsamen Stoffwechsel kommt es in diesem Fall auch zu Symptomen, die denen eines trägen Stoffwechsels ähneln:

- Gewichtszunahme
- Müdigkeit
- Kopfschmerzen
- Temperaturschwankungen
- Haarausfall und trockene Haut
- Niedergeschlagenheit
- Appetitlosigkeit
- Muskel- oder Gelenkschmerzen
- Infektanfälligkeit

Auch hier sollten Sie am besten mit einer Ärztin/einem Arzt sprechen, um die Ursache Ihrer Stoffwechselstörung zu klären, denn vor allem bei hormonellen Ursachen sollten diese medizinisch behandelt werden. Wie auch beim langsamen Stoffwechsel, können Sie einen gestörten Stoffwechsel auf natürliche Weise durch die Maßnahmen, die Sie im Folgenden kennenlernen, unterstützen und ankurbeln.

Folgen einer Stoffwechselstörung

Wenn eine Stoffwechselstörung vorliegt, können daraus verschiedene Probleme und Krankheiten entstehen.

- **Nährstoffmangel**: Wenn der Stoffwechsel nicht richtig funktioniert, kann es zu einem Mangel an bestimmten lebenswichtigen Nährstoffen kommen. Dies kann zu Symptomen wie Müdigkeit, Schwäche, Muskelschwund und vermindertem Immunsystem führen.

- **Störungen des Immunsystems**: Ein gestörter Stoffwechsel kann auch das Immunsystem beeinträchtigen und die Infektanfälligkeit erhöhen.

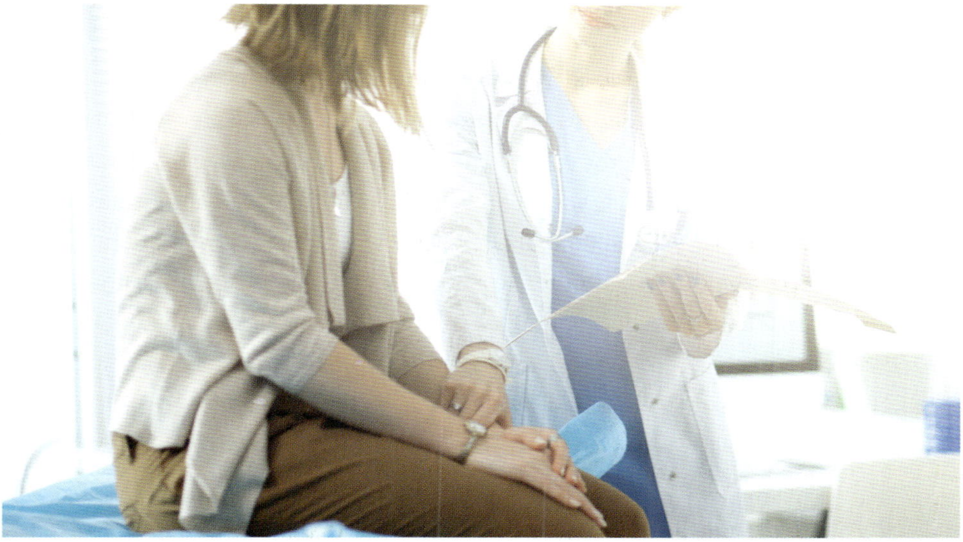

- **Organschäden**: Ein gestörter Stoffwechsel kann zu Schäden an verschiedenen Organen führen. Beispielsweise kann eine Stoffwechselstörung des Fettstoffwechsels zu Ablagerungen von Fett in Organen wie der Leber, dem Herzen oder den Nieren führen und zu schwerwiegenderen Komplikationen wie Leberzirrhose, Herz-Kreislauf-Erkrankungen oder Nierenversagen führen.

- **Schilddrüsenüber- und -unterfunktion**: Bei einer Schilddrüsenunterfunktion werden weniger Schilddrüsenhormone produziert als wir brauchen. Dies verlangsamt wiederum den Stoffwechsel und führt dazu, dass die Betroffenen oft müde, schlapp und weniger leistungsfähig sind. Bei einer Schilddrüsenüberfunktion werden mehr Schilddrüsenhormone produziert als benötigt werden. Da hier der Stoffwechsel beschleunigt läuft, kann dies zu Gewichtsabnahme, Nervosität und sogar Herzrasen führen.

- **Diabetes mellitus Typ 1**: Typ-1-Diabetes wird durch eine Autoimmunreaktion verursacht, bei der das Abwehrsystem des Körpers die insulinproduzierenden Zellen angreift. Dadurch produziert der Körper nur sehr wenig oder gar kein Insulin mehr. Dies hat zur Folge, dass der durch die Nahrung aufgenommene Zucker nicht mehr in die Zellen geschleust werden kann, wodurch der Blutzuckerspiegel ansteigt.

- **Diabetes mellitus Typ 2**: Typ-2-Diabetes geht im Allgemeinen eine Insulinresistenz voraus, bei der die Wirkung des Insulins in den Körperzellen vermindert ist und das Insulin den Zucker nicht mehr in die Körperzellen transportieren kann und der Blutzuckerspiegel nicht mehr ausreichend sinkt. Dadurch sind bei Typ-2-Diabetes die Blutzuckerwerte dauerhaft erhöht. Diabetes mellitus Typ 2 kann unbehandelt Störungen an den großen Blutgefäßen verursachen, die zu Herzerkrankungen bis hin zum Infarkt, Schlaganfall und Durchblutungsstörungen der Beine und Füße führen können, ebenso zu Schädigungen der kleinen Blutgefäße, wodurch eine Nierenschwäche entstehen kann und/oder Netzhautschäden an den Augen auftreten können.

- **Gicht**: Gicht ist eine Stoffwechselstörung, die mit erhöhten Harnsäurewerten im Blut einhergeht. Zu einer Gicht kommt es, wenn überschüssige Harnsäure nicht über die Nieren ausgeschieden wird, sondern sich in den Gelenken ablagert. Die Harnsäure-Kristalle am Gelenk werden als Fremdkörper wahrgenommen, gegen die das Immunsystem eine Entzündungsreaktion hervorruft.

Der Zusammenhang zwischen Stoffwechsel und zu hohem Gewicht

Wie Sie ja bereits wissen, haben Menschen mit einem schnellen Stoffwechsel eine gute Fettverbrennung, wohingegen Menschen mit einem langsamen oder einem gestörten Stoffwechsel eine schlechte Fettverbrennung haben. Und eine geringere Fettverbrennung kann zu einer Gewichtszunahme führen, da der Körper überschüssige Energie in Form von Fett speichert, anstatt es zu verbrennen. Dies kann es schwieriger machen, Gewicht zu verlieren oder ein gesundes Gewicht zu halten.

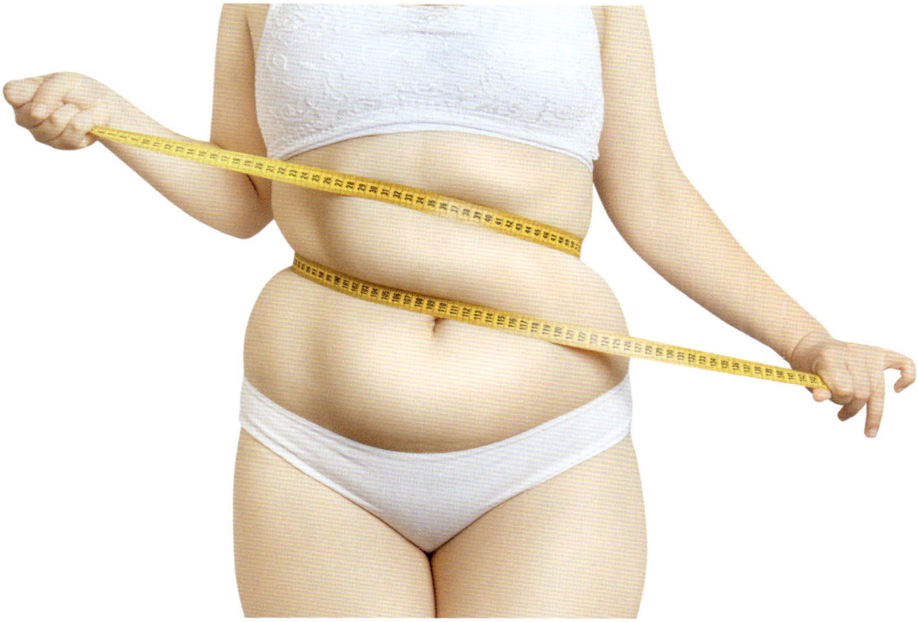

Es gibt jedoch Möglichkeiten, den Stoffwechsel zu steigern und die Fettverbrennung zu verbessern. Dazu gehören regelmäßige körperliche Aktivität, insbesondere Trainingsformen, die den Aufbau von Muskelmasse fördern. Muskeln sind metabolisch aktiver als Fettgewebe und verbrennen mehr Kalorien, selbst im Ruhezustand. Eine ausgewogene und gesunde Ernährung kann den Stoffwechsel ebenfalls verbessern, indem sie den Körper mit ausreichend Nährstoffen versorgt und die Energieproduktion optimiert.

Sie sehen also, dass Sie ganz aktiv etwas für Ihren Stoffwechsel tun können, um Ihre Fettverbrennung anzukurbeln und gesund abzunehmen. Was Sie dazu unternehmen können, erfahren Sie in den folgenden Kapiteln.

So beschleunigen Sie Ihren Stoffwechsel

Je effektiver der Stoffwechsel arbeitet, desto besser geht es uns und desto wohler fühlen wir uns. Daher ist es sinnvoll, einen müden Stoffwechsel anzukurbeln. Mit welchen einfachen Mitteln Sie Ihrem Stoffwechsel auf die Sprünge helfen können, erfahren Sie in diesem Kapitel.

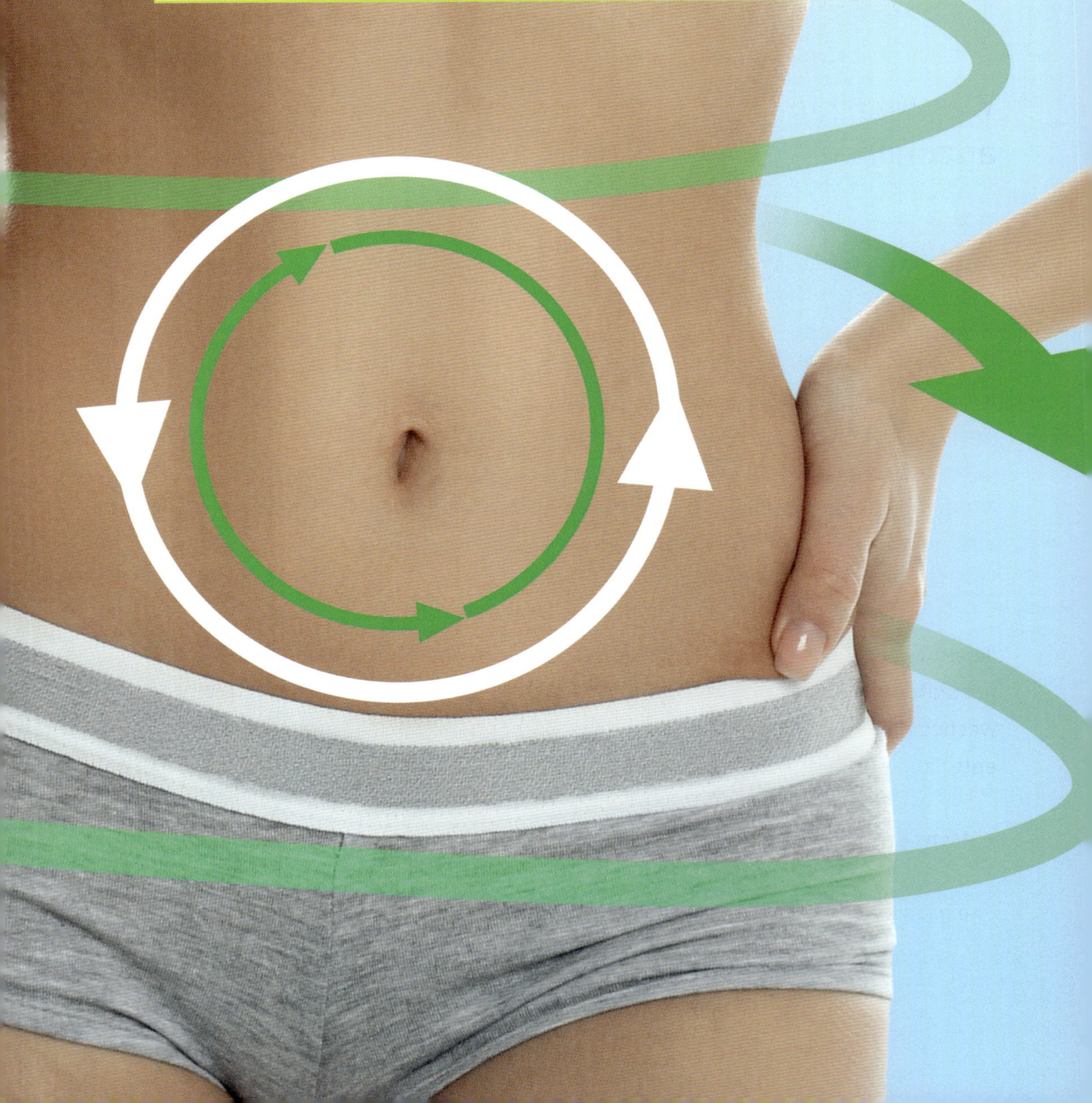

Unser Stoffwechsel ist ein häufig unterschätzter Mechanismus unseres Körpers, der aber lebensnotwendig ist und maßgeblich dazu beiträgt, wie gut es uns geht und wie wohl wir uns fühlen. Denn, wie Sie bereits wissen, ist er für die Umwandlung der Nährstoffe aus den von uns verzehrten Lebensmitteln in Energie verantwortlich. Dadurch erhält der Körper die Energie, die er braucht, um zu atmen, sich zu bewegen, Nahrung zu verdauen, Blut zirkulieren zu lassen, Abfallprodukte zu entsorgen, körpereigene Stoffe, wie Gewebe Hormone, Knochen, Muskeln und Zellen, zu bilden und diese auch zu reparieren.

Warum ist es überhaupt sinnvoll, den Stoffwechsel anzukurbeln?

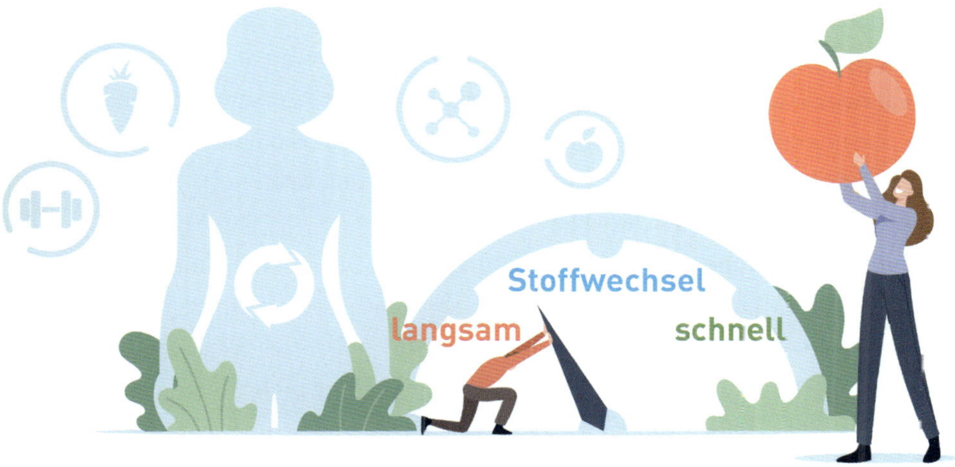

Je aktiver der Stoffwechsel ist, desto besser verarbeitet er die ihm zur Verfügung gestellten Nährstoffe und verbrennt dabei auch mehr Energie. Ein schneller Stoffwechsel bedeutet alles in allem, dass der Körper die Stoffwechselprozesse effizienter ausführt. Dies hat folgende Vorteile:

- **Mehr Energie**: Ein schneller Stoffwechsel sorgt dafür, dass Kalorien effizienter in Energie umgewandelt werden, was zu einem höheren Energieniveau und einer gesteigerten Leistungsfähigkeit führt.

- **Verbesserte Nährstoffverwertung**: Arbeitet der Metabolismus gut, unterstützt er den Transport von Nährstoffen zu den Zellen im Körper und bewirkt, dass der Körper Nährstoffe effizienter aufnimmt und verwendet. Dies führt zu einer verbesserten Aufnahme von Vitaminen, Mineralstoffen und anderen wichtigen Nährstoffen, die für eine optimale Gesundheit wichtig sind.

- **Bessere Verdauung**: Ein schneller Stoffwechsel fördert eine gesunde Verdauung und kann Verstopfung und anderen Verdauungsproblemen entgegenwirken oder diese reduzieren.

- **Entgiftung**: Ein gut funktionierender Stoffwechsel unterstützt die Entgiftungsfunktionen des Körpers, indem er schädliche Toxine und Abfallstoffe schneller abbaut. Dadurch werden Gesundheitsprobleme reduziert und das allgemeine Wohlbefinden verbessert.

- **Gesunder Hormonhaushalt**: Ein aktiver Metabolismus trägt dazu bei, dass der Hormonhaushalt im Körper ausgeglichen bleibt, was sich positiv auf Stimmung, Schlaf und das allgemeine Wohlbefinden auswirkt.

- **Gewichtsmanagement/Fettverbrennung**: Wenn bei einem gesunden Metabolismus alles rund läuft, befinden sich die Energiezufuhr durch die Nahrung und der Energieverbrauch des Körpers im Gleichgewicht. Wenn wir allerdings unter einem langsamen oder gestörten Stoffwechsel leiden oder mehr Energie durch Nahrung aufnehmen, als unser Körper tatsächlich benötigt, wird dieser Überschuss als Fettreserve gespeichert und wir nehmen an Gewicht zu. Daher ist es sinnvoll, den Stoffwechsel in einem solchen Fall anzuregen, damit er mehr Energie verbraucht und die Fettverbrennung angekurbelt wird. Das ermöglicht es uns, ein gesundes Körpergewicht zu halten oder sogar Gewicht zu verlieren.

Sie sehen also, dass es in jedem Fall sinnvoll ist, Ihrem Stoffwechsel auf die Sprünge zu helfen, wenn er ein bisschen Hilfe braucht. Denn Sie werden sich mit einem aktiven Metabolismus viel wohler und fitter fühlen, leichter abnehmen und unliebsame Fettpölsterchen verabschieden und einfach ein rundum verbessertes Lebensgefühl empfinden.

Legen Sie daher nun los und schauen Sie sich die Tipps auf den folgenden Seiten an. Denn Sie können Ihren Stoffwechsel auf natürliche Weise unterstützen und ankurbeln, und das ist gar nicht so schwer, wie Sie vielleicht befürchten. Es gibt mehrere einfache und wirksame Möglichkeiten, Ihren Metabolismus in Fahrt zu bringen, die einfache Änderungen in Ihrem Lebensstil, in Ihren Bewegungsgewohnheiten und in Ihrer Ernährung beinhalten. Wenn Sie diese kleinen Veränderungen in Ihren Alltag integrieren, steigern Sie damit Ihren Stoffwechsel und tragen dazu bei, Ihr Gewichtsmanagement und Ihre allgemeine Gesundheit zu verbessern.

Tipps für verschiedene Stoffwechseltypen

Jeder Mensch ist anders und hat auch einen individuellen Stoffwechsel. Sie haben ja bereits von normalem, schnellem und langsamem Stoffwechsel gelesen. Daneben unterscheidet man allerdings drei verschiedene Stoffwechseltypen, die sich auf das Gewicht und die Körperzusammenwirkung eines Menschen auswirken – sie unterscheiden sich hinsichtlich des Skelettbaus, des Muskelaufbaus und der Neigung zur Fettspeicherung und Gewichtszunahme. Zu welchem Stoffwechseltyp man gehört, ist genetisch bestimmt, sodass Sie daran nichts ändern können. Wenn Sie aber wissen, zu welchem dieser drei Typen Sie zugehörig sind, können Sie gezielt die Tipps für Ihren Stoffwechseltyp berücksichtigen, um Ihre Gewichtsziele zu erreichen und gesund zu bleiben.

Im Folgenden stellen wir die Merkmale der einzelnen Typen vor, damit Sie einschätzen können, in welche Kategorie Sie fallen. Jeder dieser Stoffwechseltypen weist spezifische Merkmale auf, sodass Sie sich bestimmt mit einem dieser Typen identifizieren können – wobei es auch sein kann, dass bei Ihnen eine Kombination verschiedener Stoffwechseltypen vorliegt.

Man unterscheidet die folgenden drei Stoffwechseltypen:

- ektomorph
- mesomorph
- endomorph

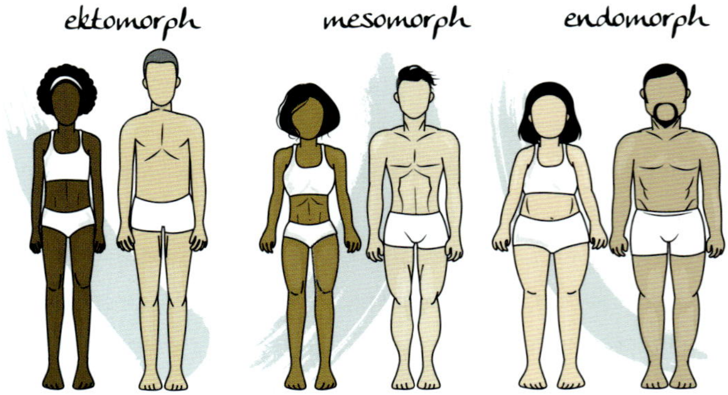

Der ektomorphe Stoffwechseltyp

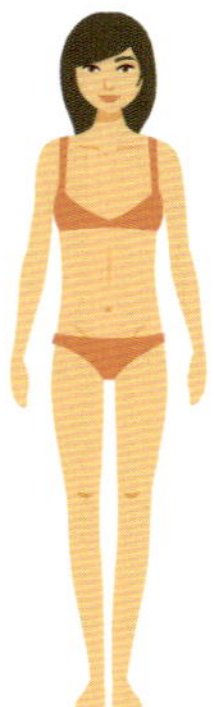
Ektomorpher Typ

Ektomorphe Menschen haben typischerweise eine schmale Statur und einen dünnen, schlanken Körper mit schmalen Schultern und flacher Brust. Sie sind oft groß und haben lange Beine und Arme, wohingegen ihre Hände und Füße eher schmal und zierlich sind. Dieser Körpertyp zeichnet sich durch einen schnellen, aktiven Stoffwechsel aus, was bedeutet, dass ektomorphe Menschen oft übermäßig viel essen können, ohne viel zuzunehmen, dass es ihnen aber auch schwerfällt, an Gewicht zuzunehmen, auch wenn sie dies möchten. Sie haben einen geringen Körperfettanteil und bauen nur langsam Muskelmasse auf.

Ektomorphe Merkmale

- Dünner, schlanker Körper
- Flache Brust und schmale Schultern
- Körpergröße oft größer als der Durchschnitt
- Nicht muskulös
- Schneller Stoffwechsel
- Schwierigkeiten bei der Gewichtszunahme

Ernährungstipps für den ektomorphen Typ

- Um zuzunehmen und Masse aufzubauen, benötigen Sie eine deutlich erhöhte Kalorienzufuhr.
- Da Sie sehr schnell Kalorien verbrennen, profitieren Sie von einer nährstoffreichen, hochwertigen Ernährung.
- Ein hoher Fett- und mittlerer Eiweißanteil ist ideal für diesen Stoffwechseltyp.
- Wenn Sie sich viel bewegen, sollten Sie Ihre Proteinzufuhr erhöhen, um ein gesundes Gewicht zu halten und Muskeln aufzubauen.
- Nehmen Sie ausreichend gesunde Vollkornprodukte und komplexe Kohlenhydrate zu sich.
- Essen Sie häufiger; nehmen Sie sechs kleinere Mahlzeiten über den Tag verteilt zu sich, anstatt drei größere.

Fitnesstipps für den ektomorphen Typ

- Krafttraining und hochintensives Intervalltraining (HIIT) sind optimale Trainingsmethoden für diesen Körpertyp, um Muskelmasse aufzubauen.
- Ausdauertraining ist nicht so gut geeignet, kann aber ergänzend eingesetzt werden.
- Ideal ist es, wenn Sie an drei Tagen pro Woche Kraftübungen durchführen, die alle wichtigen Muskelgruppen, vor allem aber die großen Muskelgruppen ansprechen.

Der mesomorphe Stoffwechseltyp

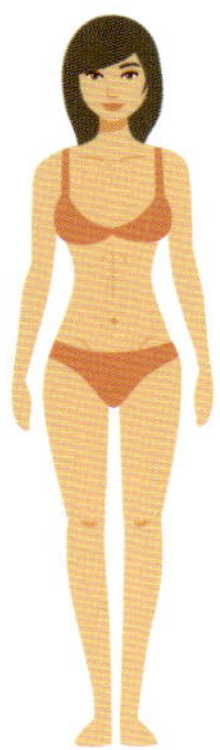
Mesomorpher Typ

Mesomorphe Menschen haben in der Regel einen athletischen, mittelgroßen Körperbau mit einer aufrechten Haltung. Männer haben oftmals einen kräftigen Brustkorb. Beide Geschlechter dieses Typs weisen nicht selten markante Gesichtszüge auf und haben kräftiges Haar. Dieser Stoffwechseltyp baut schnell Muskeln auf und zeigt dann eine ausgeprägte Muskulatur, sein Körperfettanteil ist eher gering. Da mesomorphe Typen eine gute Balance zwischen Fett, Muskeln und Skelett aufweisen und einen effizienten Stoffwechsel haben, der relativ schnell Kalorien verbrennt, Nahrung sehr effizient in Energie umwandelt und ein gesundes Gewicht unterstützt, wird dieser Stoffwechseltyp gerne als Ideal angesehen. Mesomorphe Menschen sind bei einem gesunden Lebensstil in der Regel athletisch schlank, können aber bei falscher Ernährung und zu wenig Bewegung durchaus zunehmen und Übergewicht entwickeln.

Mesomorphe Merkmale

- Athletisch
- Mittelgroßer Körperbau
- Breite Schultern, kräftiger Brustkorb
- Nimmt leicht an Muskeln zu, ausgeprägte Muskeln
- Geringer Körperfettanteil
- Effizienter Stoffwechsel
- Reagiert gut auf Bewegung
- Nimmt leicht ab

Ernährungstipps für den mesomorphen Typ

- Ernähren Sie sich ausgewogen und achten Sie auf eine gesunde Mischung aus komplexen Kohlenhydraten, Proteinen und Fetten und nehmen Sie ausreichend Ballaststoffe zu sich.
- Wenn Sie abnehmen wollen, sollten Sie Zucker und schlechte Kohlenhydrate, wie Weißmehlprodukte, vermeiden.
- Bei mesomorphen Menschen führt die Umstellung auf eine eiweißreichere, kohlenhydratarme Ernährung zu einem schnellen Gewichtsverlust.
- Wenn Sie Muskelmasse aufbauen wollen, sollten Sie Ihre Proteinzufuhr erhöhen.

Fitnesstipps für den mesomorphen Typ

- Mesomorphe Menschen reagieren schnell auf Bewegung, sodass ihr Körper von jeder sportlichen Aktivität profitiert.
- Eine ausgewogene Mischung aus Ausdauer- und Krafttraining ist für diesen Stoffwechseltyp ideal, um die Ausdauer zu stärken und Muskeln aufzubauen und somit optimale Ergebnisse zu erzielen.

Der endomorphe Stoffwechseltyp

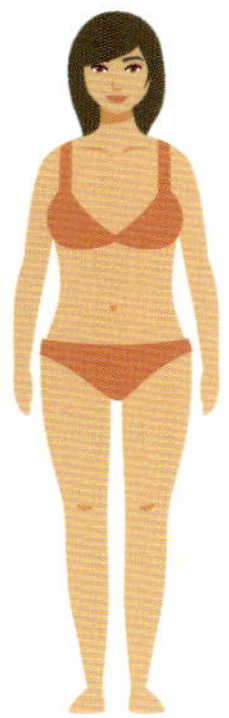
Endomorpher Typ

Endomorphe Menschen sind nicht selten klein und haben eine rundliche Figur sowie dickere Arme und Beine. Der endomorphe Typ zeichnet sich durch einen langsamen Stoffwechsel aus, der die aufgenommene Nahrung nur langsam verbrennt. Daher lagern Menschen dieses Typs mehr Körperfett ein, was zu einem höheren Gesamtkörperfettanteil führt, sodass sich Fettpölsterchen bilden. Aufgrund des langsamen Stoffwechsels haben diese Menschen Schwierigkeiten, Gewicht zu verlieren und nehmen sehr leicht zu. Sie können allerdings recht gut Muskeln aufbauen, die allerdings eher weich und nicht so hart sind wie bei den anderen Stoffwechseltypen.

Endomorphe Merkmale

- Runder Körper
- Körpergröße oft klein
- Langsamer Stoffwechsel
- Ermüdet leicht
- Nimmt leicht an Gewicht und Fett zu, neigt zu übermäßigem Körperfett
- Abnehmen ist schwierig

Ernährungstipps für den endomorphen Typ

- Schränken Sie kohlenhydrathaltige Lebensmittel so weit wie möglich ein – mit Ausnahme von Gemüse, Obst und Vollkornprodukten.
- Streichen Sie einfache, raffinierte Kohlenhydrate am besten ganz aus Ihrem Speiseplan, wie Weißmehlprodukte etc.
- Nehmen Sie ausreichend Ballaststoffe zu sich.
- Eine Ernährung, die reich an gesunden Ölen, gesättigten Fetten und ausreichend Eiweiß ist, unterstützt eine gesunde Kalorienaufnahme und verringert Hunger und Heißhunger.
- Reduzieren Sie Ihren Zuckerkonsum.
- Achten Sie auf eine ausgewogene Ernährung mit frischen Lebensmitteln und verzichten Sie auf verarbeitete Lebensmittel.
- Wenn Sie abnehmen möchten, sollten Sie auf Ihre Kalorienzufuhr achten und ein Kaloriendefizit aufbauen.

Fitnesstipps für den endomorphen Typ

- Konzentrieren Sie sich auf die Gewichtsreduzierung durch kombiniertes Ausdauer- und Krafttraining.
- Bauen Sie durch das Krafttraining Muskelmasse auf, damit sich durch die verbesserte Muskulatur der Grundumsatz an Kalorien erhöht und mehr Energie verbraucht wird.
- Reduzieren Sie Ihr Körperfett, was am besten mithilfe einer Ausdauersportart geht, da bei dieser viele Kalorien verbrannt werden.
- Trainieren Sie regelmäßig und mehrfach wöchentlich.
- Bewegen Sie sich im Alltag so viel wie möglich.

Zu welchem Stoffwechseltyp gehöre ich?

Haben Sie sich in einem dieser Körpertypen wiedererkannt oder fällt es Ihnen eher schwer, sich hier eindeutig einer Kategorie zuzuordnen? Wenn Sie nicht genau auf einen dieser Typen passen, ist das völlig normal, denn sehr viele Menschen weisen Merkmale unterschiedlicher Stoffwechseltypen auf und sind somit eher Mischtypen. Meist ist es so, dass man etwas von allen drei Typen in sich vereint, ein Typ aber vorherrschend ist. Da bei vielen Menschen einer der drei Typen dominiert, finden sich viele sicher in der ein oder anderen Kategorie wieder. Da es aber rund 80 Untergruppen der Stoffwechseltypen gibt, ist es gut möglich, dass auch Sie zu einem der Mischtypen gehören und dann auch sinnvollerweise Ihre Ernährung und Fitness an die verschiedenen Typen anpassen sollten.

Mischtypen

Die häufigsten Mischtypen sind die folgenden.

- Ekto-Mesomorph: Ein Mensch mit einem ekto-mesomorphen Stoffwechsel ist eher schmal, baut aber schnell Muskeln auf. Dieser Stoffwechseltyp ist im Allgemeinen sehr schlank, muskulös und sportlich.

- Meso-Endomorph: Meso-endomorphe Menschen haben eine große Statur und sind kräftig, haben aber keine gut ausgeprägten Muskeln. Ihre genetische Veranlagung begünstigt den Muskelaufbau, führt aber auch dazu, dass sie leicht an Gewicht zunehmen. Untersuchungen haben ergeben, dass der meso-endomorphe Körpertyp ein sehr häufiger Stoffwechselkörpertyp bei Frauen ist.

- Ekto-Endomorph: Ekto-endomorphe Menschen sind in der Regel von Natur aus schlank, nehmen aber bei falscher Ernährungsweise und mangelnder Bewegung an Gewicht zu. Dieser metabolische Körpertyp hat oft eine apfelförmige Gestalt mit überschüssigem Fett um die Taille.

Positive Veränderungen des Lebensstils, die dem Stoffwechsel guttun

Wenn Ihr Stoffwechsel träge oder gestört ist oder auch wenn Sie ein endomorpher Stoffwechseltyp sind (oder diese Kategorie bei Ihnen als Mischtyp dominant ist), können Sie Ihren Metabolismus mit einigen ganz einfachen Mitteln unterstützen. Dies beginnt bei Ihrem Lebensstil und in Ihrem Alltag, denn hier können Sie bereits einige wertvolle Veränderungen durchführen, die sich positiv auf Ihren Stoffwechsel auswirken.

Stress abbauen

Da Stress sich negativ auf den Stoffwechsel auswirkt (s. S. 25) ist es sinnvoll, wenn Sie sich Ihrem Stress stellen und ganz bewusst machen, was Sie stresst und wie Sie Ihren Stress möglichst effektiv abbauen können. Treten Sie daher einmal einen Schritt zurück und denken Sie nach: Was verursacht meinen Stress, und was kann ich dagegen tun? Wenn Sie Ihre Stressverursacher herausgefunden haben, können Sie aktiv daran arbeiten, den Stress zu vermeiden und abzubauen.

Mit Ihrem Stress umzugehen, kann dabei auf ganz verschiedene Arten bewerkstelligt werden, von denen die meisten ganz einfach sind. Bauen Sie zum Beispiel bewusste Pausen in Ihren Alltag ein, nehmen Sie sich beispielsweise zwischendurch Zeit für einen kleinen Spaziergang. Lernen Sie auch wieder, sich zu entspannen und zu erholen und sich Zeit für sich selbst zu nehmen. Dazu können Sie ganz bewusst Zeiten in Ihrem Alltag einbauen, die Sie nur für sich und Ihre Entspannung einplanen.

Treiben Sie Sport, denn Bewegung ist einer der besten Stresskiller überhaupt. Zum einen bekommen Sie einfach den Kopf frei und kommen auf andere Gedanken, wenn Sie sich sportlich betätigen. Zum anderen baut Sport aktiv Stresshormone ab und sorgt für ein gutes Wohlgefühl.

Im Beruf wie im Privatleben können Sie auch ganz bewusst an Ihrem Zeitmanagement arbeiten, denn häufig entsteht Stress dadurch, dass man Aufgaben nicht richtig durchplant oder falsche Prioritäten setzt. Überlegen Sie zu Beginn einer Arbeitswoche oder eines Arbeitstages, welche Aufgaben erledigt werden müssen und in welcher Reihenfolge. Erstellen Sie ruhig dazu eine Liste und arbeiten diese Punkt für Punkt ab. So können Sie Ihren Arbeitstag gut strukturieren und haben am Ende des Tages viel eher das erledigt, was fertig werden musste.

Auch ganz bewusste Anti-Stress-Techniken und mentale Entspannungsmethoden können Ihnen beim Stressabbau helfen. Meditation und Yoga eignen sich beispielsweise sehr gut, um in einen entspannten und stresslosen Zustand zu kommen.

Entspannen Sie sich auch durch richtiges Atmen. Einfach mal tief durchzuatmen, klingt vielleicht banal, ist aber sehr wirksam. Wenn der Stress Sie übermannt, nehmen Sie sich einmal eine Minute Zeit, atmen Sie tief ein, halten einen Moment inne und atmen dann wieder tief aus. Wiederholen Sie dies einige Male, und stellen Sie sich bei jedem Ausatmen vor, dass Sie den Stress aus sich herausströmen lassen.

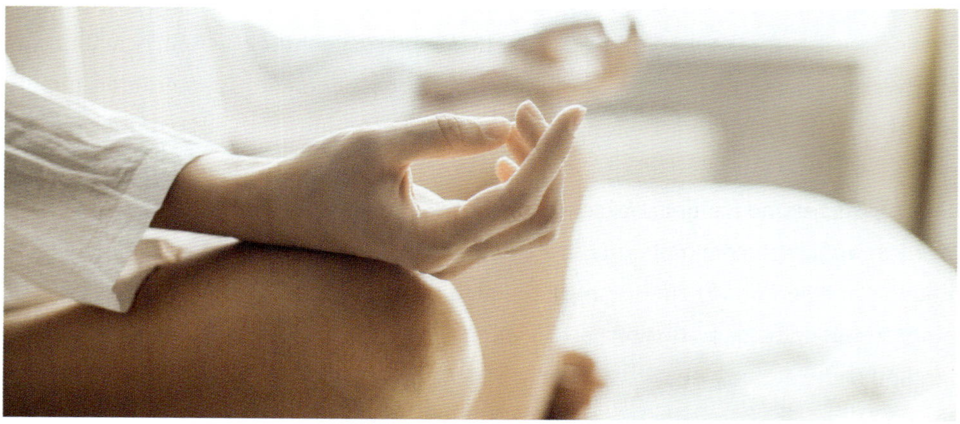

Für Entspannung sorgen

Auch wenn Sie nicht zu den gestressten Menschen gehören, sollten Sie sich ganz bewusst einmal darauf konzentrieren, wie entspannt Sie sind. Greifen Sie in Situationen, in denen es hektisch wird oder bei denen Sie sich ärgern, zu Süßigkeiten, der Tüte Chips oder Fast Food? Das sind natürlich Stoffwechselstörer, die Sie vermeiden können.

Lernen Sie stattdessen besser, mit solchen Situationen anders umzugehen. Dies können Sie durch die Maßnahmen, die Sie gerade im Abschnitt »Stress abbauen« kennengelernt haben tun – ganz wichtig sind hier bewusste Pausen und Zeit für sich. Und machen Sie sich bewusst, wann Sie eventuell zu Snacks greifen und gewöhnen sich am besten Alternativen an. Etwas frisches Obst oder ein paar Nüsse sind nämlich viel besser für den Stoffwechsel als Süßigkeiten oder verarbeitete Lebensmittel.

Ausreichend schlafen

So trivial es klingt, so wahr ist es auch: Ein gesunder und erholsamer Schlaf wirkt sich positiv auf Ihre Gesundheit, Ihren Stoffwechsel und vor allem auch auf Ihr Gewicht aus. Denn wie Sie ja wissen (s. S. 26), verursacht zu wenig Schlaf eine Dysbalance der Hormone Leptin und Ghrelin – der Leptinspiegel sinkt, sodass unser Körper das Signal »Hunger« sendet, und der Ghrelinspiegel steigt, was den Appetit zusätzlich anregt. Zudem laufen während des Schlafs zahlreiche wichtige Funktionen in unserem Körper ab: Der Blutzuckerspiegel und die Hormonproduktion werden reguliert, die Muskeln regenerieren und das Gehirn schafft neue Verknüpfungen.

Schlaf, insbesondere der Tiefschlaf, in den wir meist in den ersten drei Stunden nach dem Einschlafen fallen, ist daher äußerst wichtig für einen gesunden Stoffwechsel. Versuchen Sie deswegen am besten, jeden Tag acht Stunden zu schlafen. Mit den folgenden Tipps klappt es bestimmt.

Richten Sie einen festen Rhythmus mit regelmäßigen Bettzeiten ein, gehen Sie also unter der Woche und möglichst auch am Wochenende (natürlich mit Ausnahmen) immer ungefähr zur gleichen Zeit ins Bett und stehen auch immer zur gleichen Zeit auf. Mit der Zeit gewöhnt sich der Körper an diesen Rhythmus, sodass die acht Stunden Schlaf nach einer Weile zur Selbstverständlichkeit werden.

Dunkelheit fördert einen guten Schlaf, daher bietet es sich an, bei geschlossenen Rollläden zu schlafen. Schalten Sie deswegen vor dem Zubettgehen künstliche Lichtquellen wie LED-Lampen aus. Geräte wie Handys oder Fernseher haben im Schlafzimmer nichts zu suchen, da dieser Raum ein Ort der absoluten Ruhe sein sollte.

Es ist außerdem hilfreich, mindestens eine Stunde vor dem Schlafengehen sämtliche Bildschirme auszuschalten, das heißt also kein Handy, kein Laptop, kein Fernseher. Der Grund dafür liegt zum einen darin, dass der hohe Blaulichtanteil der Bildschirme verhindert, dass der Körper das Schlafhormon Melatonin produziert. Zum anderen wird das Gehirn einer Reizüberflutung und Überstimulation ausgesetzt, nach der es erst einmal wieder zur Ruhe kommen muss, bevor an Schlaf zu denken ist.

Wenn Sie den Abend entspannt ausklingen lassen, trägt auch dies zu einem besseren Schlaf bei. Sehr gut geeignet sind hier beispielsweise kleine Rituale, wie das Trinken einer Tasse Kräutertee, Entspannungstechniken, Atemmeditationen, leise Musik oder ein abendlicher Spaziergang.

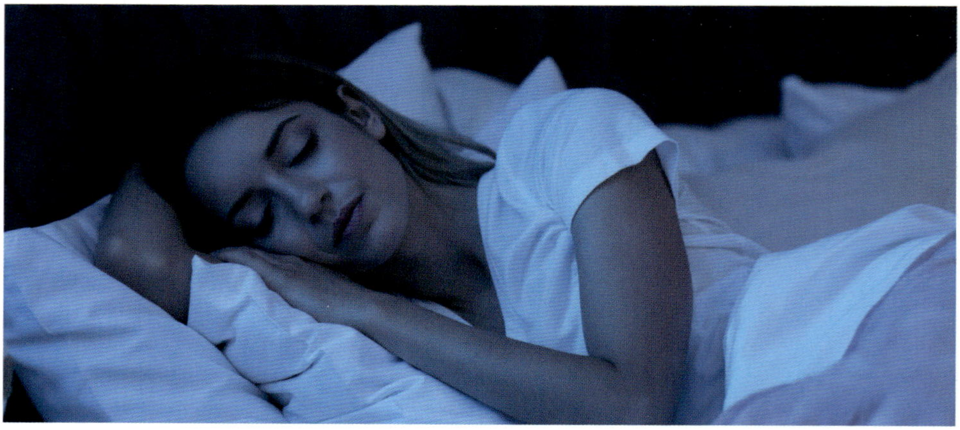

Kurze Kältereize

Auch durch ein bisschen Kälte können Sie Ihren Stoffwechsel anregen. Das geht ganz einfach, indem Sie sich nach Ihrer normalen Dusche kalt abduschen. Das kalte Wasser regt die Mikrozirkulation an, trainiert die Gefäße und strafft die Haut. Für den Metabolismus sind Kältereize wie eine kalte Dusche vor allem deswegen positiv, weil beim Frieren der Muskeltonus ansteigt und die braunen Fettzellen aktiviert werden. Das braune Fettgewebe ist dafür zuständig, Wärme zu erzeugen und Fett zu verbrennen. Wenn Sie nun kalt duschen, müssen die braunen Fettzellen viel Energie umsetzen, um Ihren Körper wieder aufzuwärmen. Eine kalte Dusche von einer halben Minute oder einer Minute sorgt also dafür, dass Sie mehr Energie verbrennen und Ihren Stoffwechsel beschleunigen, zudem stärken Sie damit Ihr Immunsystem und bringen Ihren Kreislauf auf Trab – perfekt am Morgen für einen guten Start in den Tag.

Öfter mal stellen

Eine sitzende Lebensweise kann sich nachteilig auf Ihre Gesundheit auswirken. Sie erhöht das Risiko von Fettleibigkeit, beeinträchtigt die Entwicklung von Knochen und Muskeln und wirkt sich negativ auf Ihren Stoffwechsel aus. Wenn Sie also bei der Arbeit eine sitzende Tätigkeit ausüben, sollten Sie öfter einmal aufstehen und sich ein bisschen bewegen. Strecken Sie sich, gehen Sie ein paar Schritte oder machen Sie ruhig auch ein bisschen Gymnastik. Ideal ist es, wenn Sie sich Ihren Arbeitsplatz so einrichten, dass Sie zwangsweise öfter aufstehen und ein paar Schritte gehen müssen. Stellen Sie zum Beispiel den Drucker nicht auf den Schreibtisch, sondern ans andere Ende des Raums. Wenn möglich, richten Sie sich neben dem Schreibtisch noch ein Stehpult ein und wechseln zwischen den Arbeitsplätzen hin und her. Auch Tätigkeiten zu Hause, bei denen man meist sitzt, können Sie mit Bewegung verbinden. Laufen Sie zum Beispiel beim Telefonieren auf und ab oder machen beim Zähneputzen ein paar Kniebeugen.

Und beim Aufstehen und in die Bewegung kommen sind wir auch schon beim nächsten großen Thema, das für unseren Stoffwechsel Gold wert ist: körperliche Bewegung.

Bewegung ist ein echter Stoffwechselturbo

Die meisten Menschen bewegen sich viel zu wenig. Laut WHO (Weltgesundheitsorganisation) bewegen sich 42 Prozent der Deutschen nicht genug – Tendenz steigend. Das ist problematisch, weil zu wenig Bewegung nicht dem natürlichen, evolutionsbedingten Wesen des Menschen entspricht. Der Mensch ist eigentlich darauf programmiert, sich regelmäßig zu bewegen, denn zu Urzeiten mussten die Menschen täglich lange Wegstrecken zurücklegen, jagen und kämpfen oder anderweitig körperlich arbeiten. Das war noch lange Zeiten so, denn selbst die Generation unserer Großeltern kannte eher noch schwere körperliche Arbeit, sei es auf dem Feld oder in Fabriken, und auch der Haushalt war ohne all unsere Helfer und Maschinen oft Schwerstarbeit.

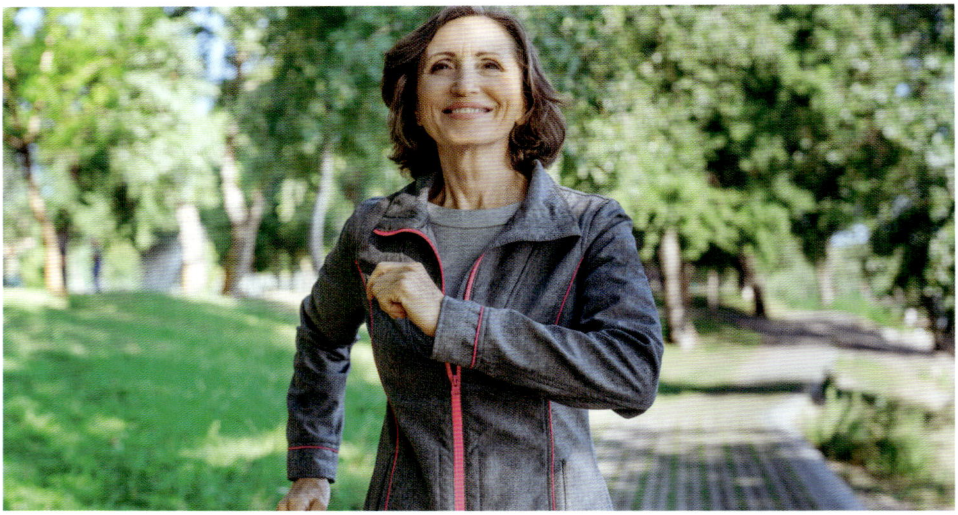

In unserem heutigen Computerzeitalter jedoch herrscht absoluter Bewegungsmangel. Das ist fatal: Wer seinen Tag hauptsächlich mit Sitzen und kaum Bewegung verbringt, legt sich regelrecht lahm: Die Muskulatur lässt nach, wodurch der Körper immer weniger Fett verbrennt – denn es sind die Muskeln, die für den Energieumsatz im Körper zuständig sind. Werden sie nicht gefordert, verkümmern die Muskeln. Zu wenig Bewegung sorgt auch dafür, dass unser Stoffwechsel träge wird, die Zellen weniger mit Sauerstoff versorgt werden, Abbaustoffe länger im

Körper verweilen und der Organismus jede Kalorie, die er nicht verbrennt, in Form von Fett speichert.

Regelmäßige Bewegung sorgt hingegen dafür, dass unser Stoffwechsel rund läuft, denn dadurch wird nicht nur Energie verbrannt, sondern es werden auch Muskeln aufgebaut. Das ist deswegen gut, weil mehr Muskelmasse gleichzeitig auch mehr Stoffwechselaktivität bedeutet, denn je mehr Muskeln Sie haben, desto mehr Fett und Kalorien können diese verbrennen. Natürlich verbrennen die Muskeln am meisten Energie im aktiven Zustand, also bei Bewegung, doch selbst im Ruhezustand verbrauchen sie noch Energie, um sich selbst zu erhalten. Je mehr Muskeln Sie also haben, desto besser wird die Fettverbrennung angekurbelt und desto mehr Fett wird abgebaut.

Und wie, wie oft und wie viel sollten Sie sich am besten bewegen? Die Empfehlungen der Weltgesundheitsorganisation (WHO) zu körperlicher Bewegung lauten, dass Erwachsene sich pro Woche mindestens 150 Minuten moderat oder 75 Minuten intensiv bewegen sollten, was natürlich auch gemischt werden kann. Und mehr ist selbstverständlich auch erlaubt. Ideal ist es, wenn Sie jeden Tag etwas Bewegung in Ihren Alltag einbauen – sei es durch eine Trainingseinheit oder auch mal einen Spaziergang, Gartenarbeit, Treppenlaufen oder Radfahren. Welche Form der Bewegung für den Stoffwechsel besonders positiv ist, erfahren Sie in den folgenden Abschnitten.

Aerobes Training

Aerobes Training ist im Prinzip ein Ausdauertraining, bei dem Sauerstoff als primäre Energiequelle verwendet wird. Das aerobe Training funktioniert, indem der Körper genügend Sauerstoff aufnimmt, um Energie für körperliche Aktivitäten zu erzeugen.

Der Körper nutzt während des aeroben Trainings hauptsächlich gespeicherte Fette und Kohlenhydrate als Energiequelle. Damit diese effektiv verbrannt werden können, benötigt der Körper zusätzlichen Sauerstoff. Deswegen werden während des aeroben Trainings die Herzfrequenz und die Atmung erhöht, um den Sauerstoffbedarf des Körpers zu decken. Durch diese erhöhte Herzfrequenz und den erhöhten Sauerstoffbedarf verbrennt der Körper mehr Kalorien und fördert so den Gewichtsverlust und die Gewichtskontrolle.

Darüber hinaus hat aerobes Training auch eine positive Wirkung auf den Stoffwechsel. Es erhöht den Grundumsatz an Kalorien und hilft dabei, Muskelmasse aufzubauen. Muskelgewebe verbrennt mehr Kalorien als Fettgewebe, sodass ein höherer Muskelanteil im Körper zu einem effizienteren Stoffwechsel führt.

Beispiele für aerobes Training sind Joggen, Radfahren, Schwimmen, Rudern und das Trainieren auf einem Crosstrainer oder Heimtrainer.

HIIT

HIIT steht für High Intensity Interval Training (hoch intensives Intervalltraining). Bei diesem hoch effektiven Training wechseln sich hoch intensive Phasen mit kurzen Ruhephasen ab. Mit diesem Wechselspiel zwischen Belastungs- und Erholungsphasen werden der Körper und der Stoffwechsel so richtig in Schwung gebracht, und die Sauerstoffaufnahme wird gesteigert. Diese Sauerstoffmehraufnahme hält auch nach dem Training noch an und sorgt für einen lang anhaltenden und erhöhten Kalorienumsatz – den sogenannten Nachbrenneffekt. Nach einem HIIT-Training werden daher noch für einige Stunden mehr Kalorien als im Normalzustand verbrannt, was von großem Vorteil ist, weil diese Energie aus Fettzellen gezogen wird. HIIT- Workouts eignen sich daher besonders gut dazu, den Stoffwechsel anzuregen und viel Fett zu verbrennen.

Krafttraining

Krafttraining wirkt sich sehr positiv auf den Stoffwechsel aus, da man dadurch Muskeln aufbaut und der Muskelanteil im Körper im Vergleich zum Fettanteil erhöht wird. Wie Sie bereits wissen, benötigen Muskeln mehr Energie als Fettgewebe. Dadurch wird der Grundumsatz an Kalorien gesteigert, was bedeutet, dass der Körper auch im Ruhezustand mehr Kalorien verbrennt.

Darüber hinaus erhöht das Krafttraining den Nachbrenneffekt. Nach einer intensiven Krafttrainingseinheit bleibt der Stoffwechsel erhöht, da der Körper Energie benötigt, um die Muskeln zu reparieren und zu regenerieren. Der Nachbrenneffekt kann sogar über Stunden nach dem Training anhalten, was zu einem zusätzlichen Kalorienverbrauch führt.

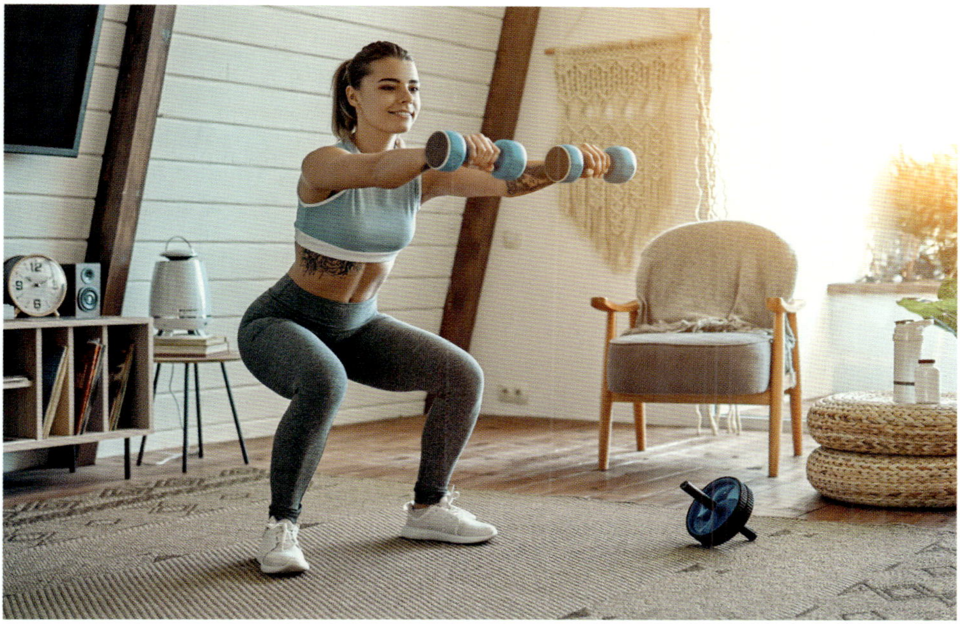

Eine ideale Kombination für den Stoffwechsel ist eine Mischung aus aerobem Training und Krafttraining, weil beide ideal zusammenspielen, um den Metabolismus zu verbessern.

Mehr Bewegung im Alltag

Je mehr und je öfter Sie sich bewegen, desto besser ist das für Ihren Stoffwechsel, denn jegliche Form der körperlichen Aktivität regt den Stoffwechsel an. Am besten ist es natürlich, wenn Sie die berühmten 10.000 Schritte pro Tag schaffen. Das können Sie mit einem Fitnesstracker gut kontrollieren und sich dadurch auch selbst dazu motivieren, mehr zu laufen.

Hier ein paar weitere Tipps:

- Nehmen Sie die Treppe statt den Aufzug.
- Gehen Sie kurze Strecken möglichst zu Fuß oder fahren Sie mit dem Rad statt dem Auto. Oder steigen Sie mal eine Haltestelle früher aus dem Bus oder der Straßenbahn aus und gehen des Rest des Weges.
- Parken Sie beim Einkaufen, auf dem Parkplatz bei der Arbeit etc. nicht direkt vor der Tür, sondern nehmen Sie einen Parkplatz, bei dem Sie ein Stückchen zur Tür laufen müssen.
- Kleinere Einkäufe können Sie auch zu Fuß oder mit dem Rad erledigen, sofern das Geschäft in Ihrer Nähe ist.
- Besuchen Sie Wochenmärkte, Flohmärkte oder Spezialitätenmärkte, denn hier laufen Sie automatisch viel, um sich das vielfältige Angebot anzuschauen.
- Machen Sie öfter mal einen Schaufensterbummel und wandern ganz gemütlich durch die Fußgängerzone oder die Einkaufspassage.
- Machen Sie in der Mittagspause einen kleinen Spaziergang statt am Schreibtisch zu bleiben.
- Selbst Wartezeiten können Sie mit etwas Bewegung verbinden. Langweiliges Stehen an der Bushaltestelle können Sie zum Beispiel nutzen, um von den Fersen auf die Zehenspitzen und wieder zurückzuwippen.
- Planen Sie vor allem am Wochenende, wenn Sie Zeit haben, regelmäßig Bewegung ein, die Sie beispielsweise mit einem Ausflug, bei dem Sie auch spazieren gehen oder Rad fahren, verbinden können.

- Sofern es Ihre Zeit erlaubt, ist es sinnvoll, jeden Tag mindestens eine halbe Stunde an die frische Luft zu gehen, zum Beispiel mit Freunden spazieren gehen oder einen Hund ausführen.

- Auch die Haus- und Gartenarbeit ist Bewegung, sei es nun das Kehren oder Staubsaugen, den Rasen mähen oder die Hecke trimmen.

Jede noch so kleine Bewegung hilft dem Stoffwechsel, weswegen es optimal ist, wenn Sie Ihren Alltag so einrichten, dass Sie sich möglichst oft und viel bewegen

Die richtige Ernährung, um Ihren Stoffwechsel anzukurbeln

Eine ausgewogene Ernährung mit einer guten Kombination aus Proteinen, komplexen Kohlenhydraten und guten Fetten ist die ideale Basis, um den Stoffwechsel in Schwung zu bringen. Wenn Sie generell auf eine gesunde Ernährung achten und viel frisches Obst, Gemüse und ballaststoffreiche Lebensmittel essen und Fertigprodukte, Süßigkeiten und gesüßte Getränke weglassen, sind Sie bereits auf dem besten Weg. Welche Lebensmittel den Metabolismus fördern und wie Sie sich am besten stoffwechselgesund ernähren, erfahren Sie auf den folgenden Seiten.

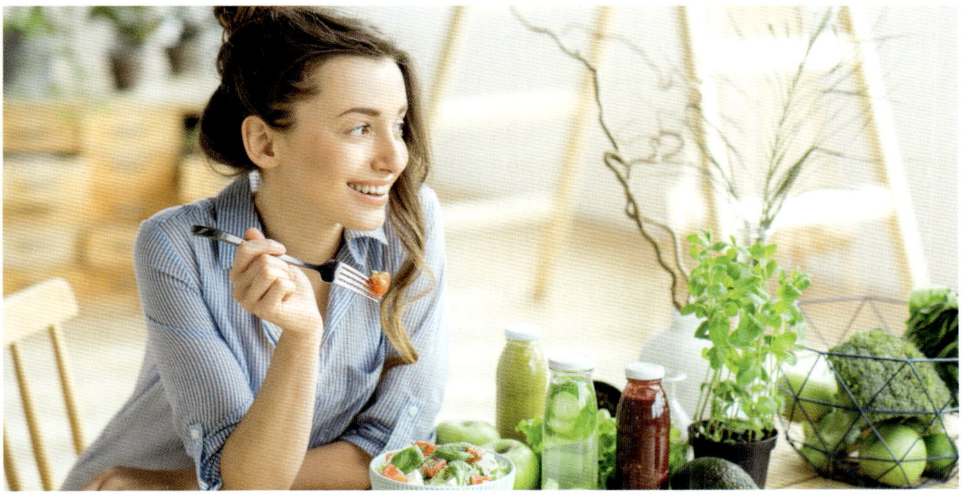

Regelmäßige Mahlzeiten

Für einen gut funktionierenden Stoffwechsel sind Mahlzeiten, die in einem regelmäßigen Abstand eingenommen werden, essenziell. Denn wenn der Körper für einen längeren Zeitraum keine Nahrung bekommt, schaltet er möglicherweise in den Hunger-Modus, auch bekannt als Hungerstoffwechsel. Dabei registriert das Gehirn diesen Mangel und signalisiert dem Körper, dass er den Energieverbrauch verringern und die Energie effizienter nutzen muss. Der Stoffwechsel wird also verlangsamt, was das genaue Gegenteil von dem ist, was Sie erreichen möchten.

Daneben helfen regelmäßige Mahlzeiten dabei, Heißhungerattacken zu vermeiden. Wenn Sie regelmäßig und ausgewogen essen, bleiben Sie länger satt und haben weniger Verlangen nach ungesunden Snacks und Süßigkeiten. Dies trägt dazu bei, ein stabiles Energieprofil aufrechtzuerhalten und den Stoffwechsel zu unterstützen.

Außerdem geben regelmäßige Mahlzeiten Ihrem Körper konstante Energie. Dies hilft, den Grundumsatz aufrechtzuerhalten, also die Menge an Kalorien, die Ihr Körper in Ruhe verbrennt. Ein stabiler Grundumsatz ist wichtig, um eine effiziente Fettverbrennung und einen reibungslosen Stoffwechsel aufrechtzuerhalten.

Und nicht zuletzt versorgt eine ausgewogene Ernährung mit regelmäßigen Mahlzeiten den Körper mit den notwendigen Makronährstoffen (Kohlenhydrate, Protein, Fett) sowie mit Mikronährstoffen (Vitamine, Mineralstoffe, Spurenelemente). Diese Nährstoffe sind wichtig für den normalen Stoffwechselprozess.

Das Frühstück nicht ausfallen lassen

Wie bereits auf S. 23 erwähnt, ist das Frühstück in Bezug auf den Stoffwechsel die wichtigste Mahlzeit des Tages. Nach der Nachtruhe, in der keine Nahrung aufgenommen wurde, benötigt der Körper Nährstoffe, um den Stoffwechsel anzukurbeln und die Energieproduktion wiederherzustellen. Somit liefert das Frühstück die notwenige Energie für den Körper, um den Tag zu beginnen, und hilft dabei, den Stoffwechsel morgens zu aktivieren, da der Körper mit der Verdauung der Nahrung den Stoffwechselprozess in Gang setzt. Da das Frühstück durch die Aktivierung des Stoffwechsels den Körper dazu anregt, Kalorien effizienter zu verbrennen, hilft es auch bei der Gewichtskontrolle, sodass Menschen, die täglich frühstücken, es leichter haben, ihr Gewicht zu halten oder auch abzunehmen.

Wie bei allen Mahlzeiten, die Sie zu sich nehmen, sollte auch Ihr Frühstück gesund und ausgewogen und mit guten Nährstoffen und Vitaminen gefüllt sein.

Und noch ein kleiner Stoffwechsel-Booster: Trinken Sie vor dem Frühstück ein Glas lauwarmes Wasser mit dem Saft einer halben Zitrone, das kurbelt den Stoffwechsel an und macht Sie fit für den Tag.

Keine großen, schweren Portionen

Essen Sie am besten keine Riesenportionen und auch nicht zu schwer, weil das den Stoffwechsel unnötig belastet. Kleinere, gesunde Portionen sind viel sinnvoller, wobei Sie darauf achten sollten, immer ausreichend Kalorien zu sich zu nehmen. Dadurch vermeiden Sie, dass Ihr Körper in den Hunger-Modus schaltet. In diesem Modus arbeitet der Stoffwechsel weniger, weil er versucht, Energie zu sparen und möglichst viel Fett einzulagern.

Nehmen Sie daher am besten über den Tag verteilt mehrere kleine Mahlzeiten zu sich, und dies in regelmäßigen Abständen, um Ihren Stoffwechsel effektiv anzuregen.

Snacks auf ein Minimum reduzieren

Versuchen Sie bitte, Ihren Süßigkeitenkonsum einzustellen oder zumindest auf ein absolutes Mindestmaß zu reduzieren. Denn Zucker ist, wie Sie ja wissen, alles andere als gut für den Stoffwechsel, da er diesen verlangsamt und die Fähigkeit zur Fettverbrennung reduziert. Sie können sich bei diesem Vorhaben ein klein wenig selbst austricksen, indem Sie Ihren Nasch-Vorrat nicht mehr auffüllen – denn was nicht im Haus ist, kann auch nicht gegessen werden. Legen Sie sich stattdessen besser einen Vorrat an gesunden Snacks an, wie Nüssen und Kernen, Reiswaffeln oder zum Beispiel köstliche, selbst gemachte Grünkohl-Chips – dazu reiben Sie frisch gewaschene und trocken getupfte Grünkohlblätter (ohne Strunk) mit einer Mischung aus etwas Olivenöl, Zitronensaft, Salz und Cayennepfeffer ein, legen sie auf ein Backblech und trocken sie bei 120 °C circa 30 Minuten im Ofen – in der Heißluftfritteuse funktioniert das auch wunderbar.

Achten Sie bitte vor allem darauf, nach 18 Uhr nichts Süßes und auch kein Knabberzeug (wie Chips & Co.) mehr zu essen, weil Ihr Stoffwechsel dann in den Ruhemodus schaltet und vor allem der Fettstoffwechsel dann langsamer abläuft als bei Tag. Daher speichert der Körper die am Abend aufgenommene Energie viel eher in Fettspeicher, was natürlich jegliche Abnehm-Pläne zunichte macht.

Clever einkaufen

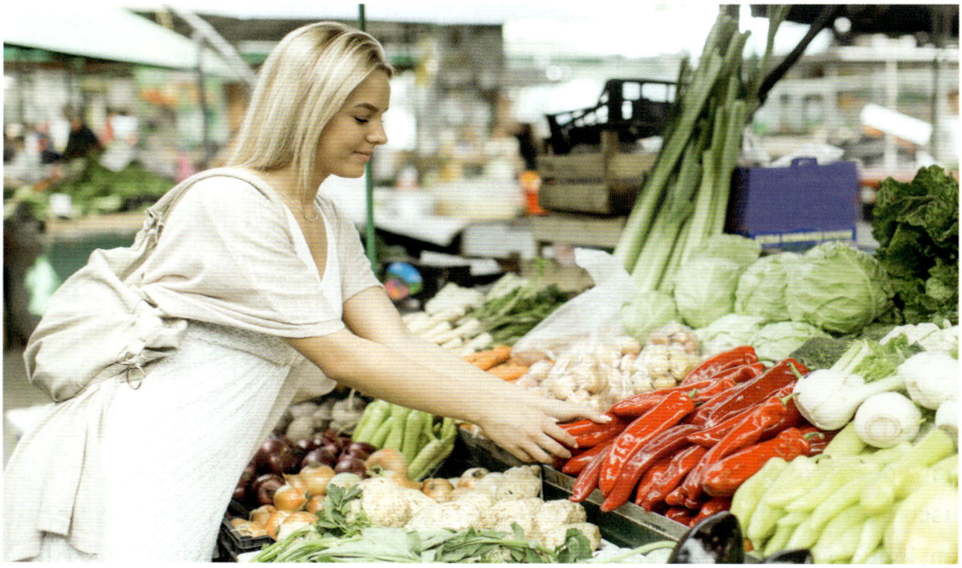

Ganz wichtig: Gehen Sie niemals hungrig einkaufen! Denn wenn Sie das tun, werden Sie vermutlich viel mehr einkaufen als Sie wollen, die völlig falschen Dinge kaufen und vielleicht sogar einen ungesunden, schnellen Snack »auf die Hand« holen, den Sie dann während des Einkaufens herunterschlingen.

Ideal ist es, wenn Sie vor Ihrem Einkauf einen Essensplan erstellen und die Mahlzeiten für eine Woche planen. Erstellen Sie dann einen Einkaufszettel, auf dem alles steht, was Sie brauchen, und kaufen Sie nur das ein, was auf diesem Zettel steht. Ausschließlich. Kein Griff ins Süßigkeitenregal oder zur Tiefkühlpizza, einfach den Einkaufszettel abarbeiten.

Giftstoffe möglichst meiden

Pestizide wirken sich negativ auf unseren Körper und Stoffwechsel aus, weswegen Sie diese so gut wie möglich meiden sollten. Damit können Sie bereits beim Einkaufen anfangen: Kaufen Sie möglichst keine abgepackten Lebensmittel, da in vielen Kunststoffen Weichmacher wie BPA eingesetzt werden, die schädlich für uns sind. Vor allem Obst und Gemüse sollten Sie lose kaufen, und praktischerweise findet hier gerade ein Wandel im Einzelhandel statt, sodass tatsächlich immer weniger Obst und Gemüse in Plastik verpackt ist. Achten Sie beim Lebensmitteleinkauf am besten auch darauf, hochwertige Bioprodukte zu kaufen, weil vor allem konventionelle Lebensmittel mit sehr vielen Pestiziden behandelt sind. Dazu können Kennzeichnungen wie das Demeter- oder Biolandsiegel hilfreich sein. Obst und Gemüse sollte am besten immer bio sein, und auch tierische Produkte wie Milcherzeugnisse, Eier oder Fleisch sollten aus Biohaltung stammen. Obst und Gemüse sollten Sie zudem gründlich waschen, um eventuelle Rückstände zu entfernen.

Bewusst essen

Essen Sie achtsam und bewusst und nehmen Sie sich zum Essen Zeit. Essen Sie ganz gezielt in einer ruhigen Umgebung – nicht vor dem Fernseher, am Schreibtisch oder mal eben schnell im Vorbeigehen. Setzen Sie sich an den Tisch, gerne mit Ihren Liebsten, genießen Sie die entspannte Atmosphäre und konzentrieren Sie sich auf Ihre Speisen. Essen Sie langsam und achtsam, genießen Sie den Geruch und den Geschmack Ihrer Mahlzeit – Sie werden feststellen, dass das Essen dann gleich noch besser schmeckt!

Wenn Sie essen, essen Sie. Sonst nichts. Konzentrieren Sie sich auf Ihre Mahlzeit und darauf, dass und was Sie essen. Zum einen machen Sie sich dadurch viel eher bewusst, dass Sie überhaupt gerade etwas essen und welche Mengen Sie essen. Zum anderen entwickeln Sie so einen besseren Bezug zu Ihrem Essen und lernen, das Essen wieder zu genießen. Achten Sie auch darauf, langsam zu essen und jeden Bissen gut zu kauen. Das bewirkt automatisch, dass Sie weniger essen, weil sich das Sättigungsgefühl dann schneller einstellt als beim schnellen Herunterschlingen eines Snacks.

Ausreichend trinken

Wie Sie bereits auf S. 24 gelesen haben, ist Wasser essenziell für unseren Organismus und unseren Stoffwechsel. Wenn Sie über den Tag verteilt viel trinken, unterstützen Sie damit Ihre Verdauung und bringen Ihren Stoffwechsel in Schwung, denn ohne eine ausreichende Flüssigkeitszufuhr sind die Stoffwechselprozesse beeinträchtigt.

Wenn Sie kaltes Wasser trinken, regen Sie den Stoffwechsel noch zusätzlich an. Der Körper muss dann nämlich das Wasser auf Körpertemperatur erwärmen, was zusätzlich Kalorien verbrennt. Zudem hilft Ihnen Wasser auch auf eine weitere Weise dabei, Ihr Gewicht zu halten, weil Wasser den Magen füllt. Wenn Sie also vor einer Mahlzeit ein oder zwei Gläser Wasser trinken (und natürlich auch zwischendurch), ist Ihr Magen schon mal zu einem Teil voll, sodass Sie schon ein wenig satt sind und gar nicht mehr so viel essen können.

Ideal ist es, wenn Sie täglich zwei bis drei Liter Wasser trinken. Um genug zu trinken, ist ein guter Trick, morgens eine große Flasche oder Karaffe Wasser gut sichtbar auf den Tisch, an den Arbeitsplatz o. Ä. zu stellen, die dann abends leer sein sollte. Das dient als kleine Gedankenstütze, und außerdem greift man viel eher zum Wasser, wenn es ohnehin vor einem steht.

Grüner Tee (s. S. 72) und Kaffee (s. S. 73) sind natürlich ebenfalls erlaubt, allerdings sollten Sie diese bitte nicht mit Haushaltszucker süßen. Auch aromatisiertes Wasser ist sehr gut geeignet, weil es für tolle Abwechslung sorgt und Sie dadurch mehr Spaß am Trinken haben. Probieren Sie ruhig einmal Wasser mit Zitrone oder Zitronenmelisse, mit Gurke, Ingwer oder mit Beeren oder Minze.

Den Stoffwechsel mit Schärfe ankurbeln

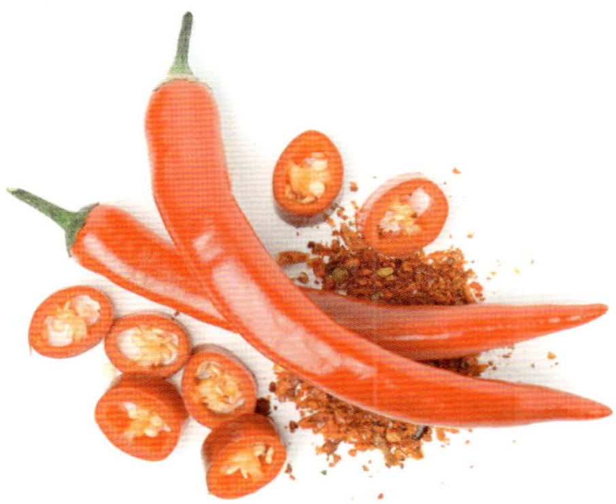

Für Leute, die Chilis lieben, kommt hier eine enorm gute Nachricht: Das in Chilischoten und anderen würzigen Lebensmittel enthalten Capsaicin regt den Stoffwechsel an und unterstützt die Gewichtsabnahme. Das liegt daran, dass Capsaicin thermogenetisch wirkt. Bei der Thermogenese verwendet der Körper Energie, um Wärme zu erzeugen. Aus diesem Grund trägt eine thermogene Substanz wie Capsaicin dazu bei, die Energienutzung des Körpers zu beschleunigen und kurbelt somit den Stoffwechsel an. Der Anstieg der Körpertemperatur hilft zudem bei der Gewichtsabnahme. Wenn sich Ihr Körper nach dem Verzehr einer Chilischote aufheizt, verbraucht er Energie bzw. verbrennt Kalorien, um sich abzukühlen. Würzen Sie Ihre Mahlzeiten daher ruhig kräftig mit Chilischoten und Cayennepfeffer oder auch mit Chilipulver oder -flocken oder Würzmischungen, die capsaicinhaltige Lebensmittel enthalten, wie Currypulver, Garam Masala, Harissa etc., um Ihrem Stoffwechsel einen kleinen Kick zu geben. Capsaicin ist in geringeren Mengen übrigens auch in Peperoni und Paprikaschoten enthalten, die daher sehr gerne auch regelmäßig auf Ihren Speiseplan wandern dürfen.

Ballaststoffe

Ballaststoffe sind die Zellfasern der Pflanzen, die von den Verdauungsenzymen des Menschen nicht abgebaut werden können und die sozusagen unverdaut durch Ihren Darm geschleust werden. Sie fördern die Verdauung auf vielfältige Weise und sind wichtig für den gesamten Stoffwechsel.

Pro Tag sollten Sie mindestens 30 Gramm Ballaststoffe verzehren. Achten Sie dabei bitte auch darauf, genügend zu trinken – vor allem Wasser hilft, dass die Ballaststoffe im Darm gut aufquellen können.

Um ausreichend Ballaststoffe zu sich zu nehmen, anbei eine kurze Liste mit wichtigen Lieferanten:

Chiasamen 34,4 g / 100 g
Kichererbsen 17 g / 100 g
Linsen 17 g / 100 g
Erbsen 16,6 g / 100 g
Sesamsamen 11,2 g / 100 g
Haferflocken 10 g / 100 g
Avocado 7 g / 100 g
Heidelbeeren 6,1 g / 100 g
Birnen 6 g / 100 g
Vollkornnudeln 5,2 g / 100 g
Grünkohl 4,2 g / 100 g
Spinat 4 g / 100 g
Bananen 3 g / 100 g
Brokkoli 3 g / 100 g
Möhren 2,8 g / 100 g
Weißkohl 2,5 g / 100 g

Kohlenhydrate

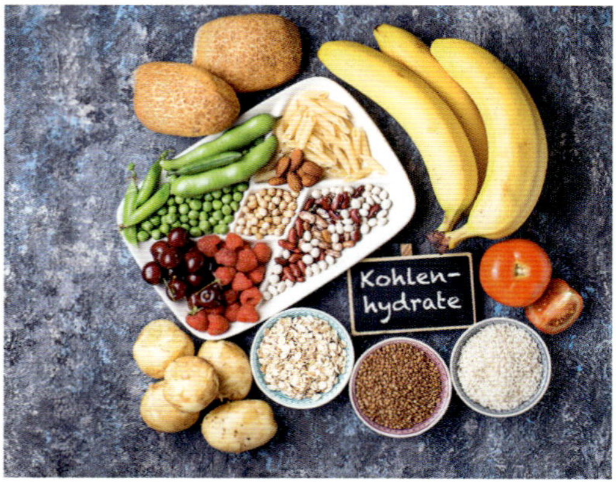

Kohlenhydrate sind die Nährstoffe, die am schnellsten vom Körper in Energie umgewandelt werden. Dabei werden einfache Kohlenhydrate schneller verarbeitet, wohingegen der Prozess bei komplexen Kohlenhydraten länger dauert.

Einfache Kohlenhydrate finden sich in allen Sorten von Zucker, wie Haushaltszucker, Puderzucker etc., außerdem in gesüßten Lebensmitteln, wie Marmelade, Süßigkeiten, Säften und Softdrinks. Zudem gehören dazu auch die raffinierten Kohlenhydrate, also Getreideprodukte, bei denen Kleie und Keime entfernt werden und wo dann lediglich der »nackte« Kern, der sogenannte Endosperm, der nur noch aus Stärke besteht, zurückbleibt. Diesen Kohlenhydraten fehlt es somit an Nährstoffen und Ballaststoffen. Hierzu gehören Weißmehl, Produkte aus raffiniertem Mehl wie Weißbrot etc., weißer Reis, Pasta, Gebäck und Kuchen, Frühstückszerealien etc.

Vollwertige Kohlenhydrate, auch komplexe Kohlenhydrate genannt, liefern viele wertvolle Vitamine und Ballaststoffe und sind wichtige Energielieferanten. Diese Kohlenhydrate können nicht sofort vom Körper in Glukose umgewandelt und müssen im Verdauungstrakt aufgespalten werden. Aus diesem Grund sättigen sie lange, liefern länger anhaltende Energie und halten den Blutzuckerspiegel konstant. Zu den vollwertigen Kohlenhydraten gehören Vollkornprodukte, wie Vollkorngetreide, Vollkornnudeln, Natur- und Wildreis, Haferflocken, Gemüse, Kartoffeln, Früchte, Hülsenfrüchte und Nüsse. Lebensmittel aus dieser Gruppe sollten regelmäßig auf Ihrem Speiseplan stehen, laut der Deutschen Gesellschaft für Ernährung (DGE) liegt der Tagesbedarf an vollwertigen Kohlenhydraten bei 50 Prozent der Energiezufuhr.

Gute Fette

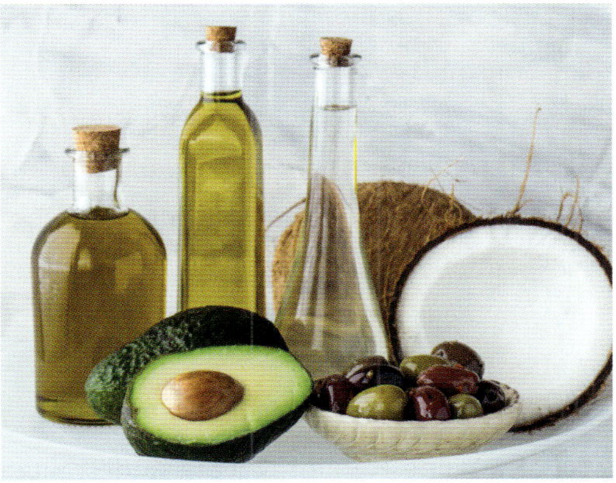

Öle und Fette liefern wertvolle Vitamine, Antioxidantien und lebenswichtige ungesättigte Fettsäuren, die der Körper nicht selbst herstellen kann. Außerdem brauchen einige fettlösliche Vitamine Fett, damit der Körper sie überhaupt verwerten kann. Unser Körper braucht also Fette, wobei wir darauf achten sollten, die richtigen zu uns zu nehmen.

Wichtig bei den Fetten ist es daher, dass Sie zwischen »guten« und »schlechten« Fetten unterscheiden und Letztere meiden. Schlechte Fette wie Sonnenblumen- oder Distelöl, Palmfett, Schmalz etc. sollten Sie von Ihrem Speiseplan streichen. Vermeiden Sie auch Transfettsäuren, da diese sich negativ auf den Cholesterinspiegel auswirken. Diese stecken in Keksen, Pommes, Chips und Crackern – also in allem, was sehr lange gebacken sowie frittiert wurde. Auch auf versteckte Fette sollten Sie achten und diese meiden, denn Fett steckt oft »unsichtbar« in verarbeiteten Lebensmitteln wie Wurst, Gebäck, Süßwaren, Fast Food und Fertigprodukten.

Naturbelassene, pflanzliche Fette versorgen uns hingegen mit Vitaminen, Antioxidantien und ungesättigten Fettsäuren. Zu den »guten« Fetten gehören: Chiaöl, Hanföl, Kokosöl, Leinöl, Macadamiaöl, Olivenöl, Rapsöl, Sojaöl, Weizenkeimöl, Walnussöl – oder auch gesunde Fette in Lebensmitteln wie Avocados.

Hochwertige Proteine

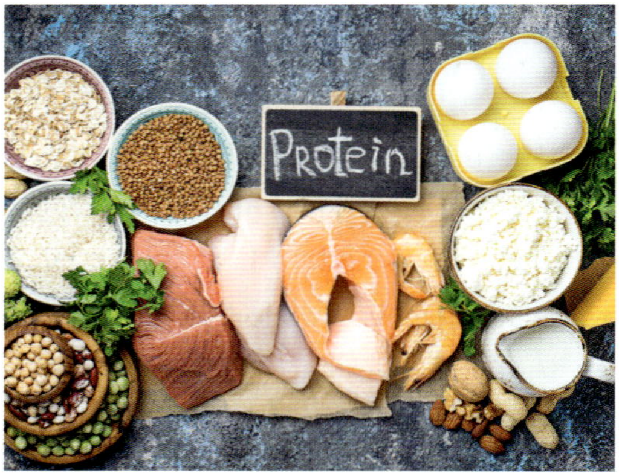

Eine eiweißreiche Ernährung ist für unseren Stoffwechsel optimal, denn Protein, also Eiweiß, ist für den Abbau von Fett ein sehr wichtiger Nährstoff. Eiweiß liefert zwar genauso viele Kalorien wie Kohlenhydrate, der Körper muss allerdings viel mehr Energie aufwenden, um es aufzuspalten und zu verstoffwechseln. Ein großer Teil der aufgenommenen Kalorien wird dadurch direkt wieder verbraucht und setzt somit nicht an. Wenn Sie viele Proteine konsumieren, trägt dies dazu bei, dass Ihr Stoffwechsel angekurbelt wird, was sich natürlich auch positiv auf das Abnehmen auswirkt – denn Eiweiß beschleunigt den Stoffwechsel um 15 bis 30 Prozent. Außerdem werden Proteine für den Muskelaufbau benötigt, was wiederum einen positiven Effekt für die Fettverbrennung bedeutet – mit einer vermehrten Aufnahme von Proteinen bauen Sie also besser Muskeln auf und verlieren mehr Fett.

Daher sollten Sie zum Ankurbeln Ihres Stoffwechsels täglich eiweißhaltige Nahrungsmittel konsumieren. Die DGE (Deutsche Gesellschaft für Ernährung) empfiehlt Erwachsenen täglich 0,8 Gramm Proteine pro Kilogramm Körpergewicht, wobei Senioren ab 65 Jahren dies auf 1 Gramm erhöhen sollten. Schwangere, Stillende, Kinder und Sportler sollten ebenfalls mehr Proteine zu sich nehmen.

Achten Sie bei der Eiweißaufnahme bitte darauf, dass Sie tatsächlich jeden Tag ausreichend Proteine zu sich nehmen, da Eiweiß vom Körper nicht gespeichert wird und daher täglich verzehrt werden sollte; zudem ist es sinnvoll, das Eiweiß über den Tag verteilt aufzunehmen, also am besten bei jeder Mahlzeit.

Proteine sind sowohl in tierischen als auch in pflanzlichen Lebensmitteln enthalten, wobei in den Eiweißen tierischen Ursprungs Aminosäuren enthalten sind, die in ihrer Zusammensetzung dem menschlichen Körpereiweiß ähnlicher sind als pflanzliche Proteine. Daher können tierische Proteine vom menschlichen Körper etwas besser verwertet werden als pflanzliche Proteine. Andererseits enthalten pflanzliche Proteine sehr viele gesundheitsfördernde Substanzen, wie Ballaststoffe und sekundäre Pflanzenstoffe, und dafür kaum gesättigte Fette und Cholesterin, die in fettreichen tierischen Lebensmitteln durchaus zu finden sind. Daher ist eine Kombination aus tierischen und pflanzlichen Proteinen für den menschlichen Körper ideal, optimal ist eine Aufteilung in ein Drittel tierisches Eiweiß plus zwei Drittel pflanzliches Eiweiß.

Fleisch, Fisch, Eier, Milch und Milchprodukte, Hülsenfrüchte und Nüsse/Kerne sind sehr gute Proteinlieferanten. In der folgenden Tabelle finden Sie proteinreiche Lebensmittel, aufgeschlüsselt nach tierischen und pflanzlichen Quellen – sofern Sie sich nicht vegetarisch ernähren, ist es sinnvoll, täglich sowohl tierische als auch pflanzliche Eiweiße zu sich zu nehmen.

Proteinhaltige Lebensmittel tierischen Ursprungs

Lebensmittel	Eiweißgehalt pro 100 g
Parmesan	35 g
Harzer Käse	30 g
Thunfisch (Dose)	26 g
Rindfleisch, mager	26–30 g
Emmentaler	25–30 g
Forelle	24 g
Makrele	24 g
Hähnchen- und Putenbrust	23 g
Schweinefilet	22–26 g
Gouda	22–25 g
Lachs	20 g
Sardelle	20 g
Heilbutt	20 g
Lammfilet	20 g

Lebensmittel	Eiweißgehalt pro 100 g
Schinken, mager	20 g
Hähnchenflügel	19 g
Garnelen	18–19 g
Seelachs	18 g
Kabeljau	17 g
Rotbarschfilet	16 g
Frischkäse, körnig	15 g
Pangasiusfilet	13 g
Hüttenkäse	13 g
Magerquark	12 g
Griechischer Joghurt	8–10 g
Hühnerei (pro mittelgroßem Ei)	6 g
Joghurt	3 g
Milch	3 g

Proteinhaltige Lebensmittel pflanzlichen Ursprungs

Lebensmittel	Eiweißgehalt pro 100 g
Lupinen	36 g
Weizenkeime	32 g
Seitan	28 g
Ackerbohnen	25 g
Erdnüsse	25 g
Hanfsamen	25 g
Sojabohnen	24 g
Kürbiskerne	24 g
Linsen, ungekocht	24 g
Weiße Bohnen	22 g
Kidneybohnen	22 g
Chiasamen	21 g
Sonnenblumenkerne	21 g

Lebensmittel	Eiweißgehalt pro 100 g
Mandeln	21 g
Leinsamen	20 g
Pistazien	20 g
Kichererbsen	20 g
Kokosmehl	20 g
Sesam	18 g
Cashewkerne	18 g
Walnüsse	16 g
Haselnüsse	16 g
Tofu	15 g
Amaranth	15 g
Haferflocken	14 g
Quinoa	13 g

Lebensmittel	Eiweißgehalt pro 100 g
Hirse	10 g
Erbsen	7 g
Rosenkohl	4 g
Grünkohl	4 g
Brokkoli	4 g
Kresse	4 g

Lebensmittel	Eiweißgehalt pro 100 g
Champignons	4 g
Steinpilze	4 g
Sojadrink	4 g
Spinat	3 g
Mais, frisch	3 g
Kartoffeln	2 g

Vitamine

Der Stoffwechsel benötigt Vitamine, um ordnungsgemäß zu funktionieren, denn Vitamine sind an vielen Stoffwechselprozessen beteiligt, einschließlich der Umwandlung von Nahrung in Energie, der Synthese von Hormonen und Enzymen sowie der Aufrechterhaltung eines gesunden Immunsystems. Ein Vitaminmangel kann den Stoffwechsel beeinträchtigen, weshalb es wichtig ist, eine ausgewogene Ernährung mit ausreichender Vitaminzufuhr zu sich zu nehmen. Da der Körper Vitamine bis auf wenige Ausnahmen entweder gar nicht oder nicht in ausreichender Menge selbst bilden kann, müssen sie mit der Nahrung aufgenommen werden. Eine Ausnahme ist hier Vitamin D, das der Körper in geringem Umfang selbst erzeugen kann. Alle weiteren Vitamine werden mit der Nahrung zugeführt und gelten daher als »essenziell«. Daher ist es wichtig, dass Sie sich ausgewogen ernähren, um die empfohlene Menge an Vitaminen zu erreichen.

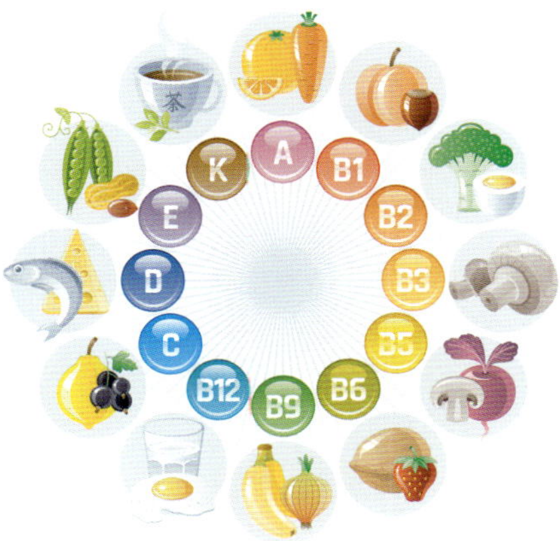

Besonders wichtig für den Stoffwechsel sind B-Vitamine, da sie an der Umwandlung von Nahrung in Energie und auch an der Synthese von wichtigen Coenzymen beteiligt sind, die für verschiedene Stoffwechselprozesse benötigt werden. Diese Gruppe setzt sich aus acht Vitaminen zusammen: Vitamin B1 (Thiamin), Vitamin B2

(Riboflavin), Vitamin B3 (Niacin), Vitamin B5 (Pantothensäure), Vitamin B6 (Pyridoxin, Pyridoxamin und Pyridoxal), Vitamin B7 (Biotin), Vitamin B9 (Folsäure) und Vitamin B12 (Cobalamin).

Vitamin	**Wirkung in Bezug auf den Stoffwechsel**	**Enthalten in**	**Tagesbedarf bei Erwachsenen**
Vitamin A (Retinol)	wichtig für Eisenstoffwechsel, Sehkraft, Haut, schützt die Zellen vor Oxidation	Milchprodukte, Leber, Eier, Möhren, Tomaten, Brokkoli, Spinat	0,8–1 mg
Vitamin B1 (Thiamin)	wichtig für Kohlenhydratstoffwechsel, Abbau von Kohlenhydraten in den Muskeln, im Gehirn und anderen Organen, physische Kondition und geistige Konzentration	Hülsenfrüchte, Vollkornprodukte, Nüsse, Kartoffeln, Schweinefleisch	1–1,3 mg
Vitamin B2 (Riboflavin)	Bestandteil von Enzymen, die im Energiestoffwechsel benötigt werden, benötigt für Fett-, Kohlenhydrat- u. Eiweißstoffwechsel, unterstützt Reaktionen zur Entgiftung körperfremder Substanzen	Milch und Milchprodukte, Fleisch und Fisch, Eier, Vollkornprodukte, Brokkoli, Grünkohl	1–1,4 mg
Vitamin B3 (Niacin)	wichtig für Energiestoffwechsel, unterstützt viele Stoffwechselreaktionen in den Zellen	Fleisch, Fisch, Innereien, Erdnüsse, Pilze	11–16 mg
Vitamin B5 (Pantothensäure)	wichtig für Energiestoffwechsel, wichtig für den Aufbau des Koenzyms A, das eine zentrale Rolle im Stoffwechselgeschehen spielt, beteiligt am Auf- und Abbau von Kohlenhydraten, Fetten und Aminosäuren sowie am Aufbau von Cholesterin	Innereien, Fleisch, Hülsenfrüchte, Champignons, Vollkornprodukte	5–6 mg
Vitamin B6 (Pyridoxin)	benötigt für eine Vielzahl von Stoffwechselprozessen, Auf- und Abbau von Aminosäuren, notwendig für Nervensystem, Immunsystem, Hormonregulierung und Blutbildung	Hühner- und Schweinefleisch, Fisch, Nüsse, Hülsenfrüchte, Gemüse, Obst	1,4–1,6 mg
Vitamin B7 (Biotin)	wichtig für Eisen- und Vitamin-B12-Stoffwechsel, benötigt für Zellteilung und die Neubildung von Zellen	Leber, Eigelb, Hefe, Nüsse, Haferflocken, Sojabohnen	40 µg

Vitamin B9 (Folsäure)	wichtig für Wachstumsprozesse, Zellteilung, Neubildung von Zellen, Blutbildung	grünes Blattgemüse, Hülsenfrüchte, Eigelb, Vollkornprodukte, Leber	300 µg
Vitamin B12 (Cobalamin)	wichtig für Energiestoffwechsel, Abbau von Fettsäuren, Blutbildung, Immunsystem, Zellteilung	Milch und Milchprodukte, Eier, Innereien	4 µg
Vitamin C	wichtiges Antioxidans, beteiligt an Entgiftungsreaktionen in der Leber, fördert die Eisenaufnahme aus der Nahrung, stärkt die Abwehrkräfte	Zitrusfrüchte, schwarze Johannisbeeren, Paprika, Sanddorn, Spinat, Kiwi, Petersilie, Paprika, Fenchel	95–110 mg
Vitamin D (Calciferol)	wichtig für Kalzium- und Phosphathaushalt, Knochenerhalt, Muskelfunktion, Zellteilung	Lebertran, Fisch, Eier, Pilze, Käse, Leinsamen	20 µg
Vitamin E (Tocopherole)	wichtig für Zellschutz, Schutz vor freien Radikalen	pflanzliche Öle wie Sonnenblumen-, Mais-, Soja- und Weizenkeimöl, Nüsse, Eier	12–15 mg
Vitamin K (Phyllochinone)	wichtig für Blutgerinnung, Knochenerhalt	Grünkohl, Mangold, Spinat, Petersilie, Brokkoli, Brunnenkresse, Rucola	60–80 µg

Mineralstoffe

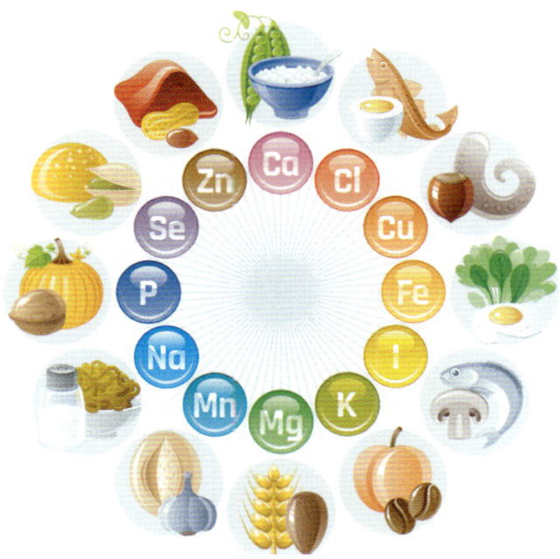

Wie Sie auf S. 16 im Abschnitt »Mineralstoffwechsel« bereits gelesen haben, benötigen wir für einen optimalen Stoffwechsel ausreichend Mineralstoffe. Diese lassen sich sehr leicht über eine gesunde Ernährung zuführen. In der folgenden Tabelle erhalten Sie eine Auflistung der Mineralstoffe, der empfohlenen Referenzwerte der Deutschen Gesellschaft für Ernährung (DGE) sowie Informationen zu den Lebensmittelquellen und der Wirkung der Mineralstoffe.

Wichtige Mineralstoffe für den Stoffwechsel			
	Referenzwert der DGE	Quellen	Wirkung
Chlorid	2300 mg/Tag	Speisesalz, verarbeitete Lebensmittel wie z. B. Brot, Käse, Wurstwaren und Fischkonserven	Regulation des Blutdrucks, des Wasser-, Elektrolyt- und Säure-Basen-Haushalts und Bestandteil der Magensalzsäure der Verdauung
Chrom	30–100 mg/Tag	Fleisch, Eier, Haferflocken, Hülsenfrüchte und Tomaten	wichtig für den Kohlenhydratstoffwechsel; verbessert den Fettstoffwechsel
Eisen	10–15 mg/Tag	Vollkornprodukte, Fleisch, Wurstwaren, Gemüse und Hülsenfrüchte	wichtiger Baustein des Hämoglobins; beteiligt an der Blutbildung, dem Sauerstofftransport im Körper und an vielen Stoffwechselvorgängen
Fluor	3,1–3,8 mg/Tag	fluoridiertes Speisesalz, Trink- und Mineralwasser, Fische und Meeresfrüchte	wirkt festigend auf Zähne und Knochen
Jod	150–200 µg/Tag	Seefisch, Milch und Eier sowie jodiertes Speisesalz	wichtiger Bestandteil der Schilddrüsenhormone; beteiligt am Energiestoffwechsel, Regulation der Körpertemperatur und an Zellteilung und -wachstum
Kalium	4000 mg/Tag	Gemüse und Obst, z. B. Aprikosen, Bananen, Karotten, Kohlrabi und Tomaten sowie Nüsse, Dinkel- und Roggenmehl	beteiligt an der Regulation des Blutdrucks sowie des Wasser-, Elektrolyt- und Säure-Basen-Haushalts; wichtig für Muskel- und Herzfunktion
Kalzium	1000 mg/Tag	Milch und Milchprodukte, grünes Gemüse wie Brokkoli, Grünkohl und Rucola sowie Samen und Nüsse	elementarer Baustein von Knochen und Zähnen; wichtig für das Nervensystem, die Muskulatur, die Blutgerinnung und die Zellwandstabilität

Kupfer	1,0–1,5 mg/Tag	Getreideprodukte, Nüsse, grünes Gemüse, Fische und Schalentiere, Kaffee und Tee	Bestandteil von Enzymen; ist am Eisenstoffwechsel beteiligt; ist ein Antioxidans, das vor freien Radikalen schützt
Magnesium	300–350 mg/Tag	Vollkornprodukte, Hülsenfrüchte, grünes Blattgemüse, Nüsse und Samen sowie Fisch und Meeresfrüchte	beteiligt am Energie- und Knochenstoffwechsel; Cofaktor von über 600 Enzymen; wichtig für Reizübertragung, Muskelkontraktion, Herzrhythmus, Gefäßtonus, Blutdruck und Knochenumsatz
Mangan	2,0–5,0 mg/Tag	grünes Gemüse, Haferflocken und Tee	Aufbau und Erhalt von Knorpel und Knochen
Molybdän	50–100 mg/Tag	Hülsenfrüchte, z. B. Erbsen, Linsen, Bohnen sowie Getreide	Bestandteil von Enzymen
Natrium	1500 mg/Tag	Speisesalz (Natriumchlorid) und verarbeitete Lebensmittel mit hohem Natriumgehalt, wie z. B. Brot, Käse, Wurst und Fischkonserven	gehört zu den wichtigsten Elektrolyten des Körpers; wichtig für die Regulation des Wasserhaushalts, der Säure-Basen-Balance und des Blutdrucks
Phosphor	700 mg/Tag	Hülsenfrüchte, Nüsse, Samen und Fleisch	wichtig für den Aufbau von Knochen, Zähnen sowie Zellmembranen; ist an zahlreichen Stoffwechselprozessen beteiligt
Selen	60–70 µg/Tag	Kohl- und Zwiebelgemüse, Pilze, Spargel, Hülsenfrüchte und Paranüsse	wichtig für den Schutz vor Zellschädigung durch freie Radikale, die Regulation der Schilddrüsenhormone und als Baustein für Spermien
Zink	7–16 mg/Tag	Fleisch, Eier, Milch, Milchprodukte, Hülsenfrüchte, Vollkornprodukte und Nüsse	Bestandteil zahlreicher Enzyme und Proteine; ist an einer Vielzahl von Reaktionen im Körper beteiligt, z. B. Zellwachstum, Wundheilung und Immunsystem

Lebensmittel, die den Stoffwechsel fördern

Es gibt einige Lebensmittel, die den Stoffwechsel ankurbeln und beschleunigen. Wenn Sie sich angewöhnen, immer mal wieder einige dieser Lebensmittel zu Ihren Mahlzeiten hinzuzufügen, unterstützen Sie damit Ihren Metabolismus auf ganz einfache Art und Weise. Natürlich sollte Ihre Ernährung nun nicht ausschließlich aus diesen Lebensmitteln bestehen, weil dies sehr einseitig wäre, es ist aber nicht verkehrt, täglich mindestens eines der folgenden Lebensmittel in die Ernährung aufzunehmen.

Wir listen die Lebensmittel in der Reihenfolge des Alphabets auf, was keine Wertung in Bezug auf ihre Wirkung auf den Stoffwechsel darstellt.

- **Apfel**: Äpfel enthalten Ballaststoffe, insbesondere Pektin, das die Verdauung fördert und den Cholesterinspiegel senken kann. Die in Äpfeln enthaltenen Antioxidantien können den Stoffwechsel anregen.

- **Apfelessig**: Apfelessig unterstützt die Verdauung und ist daher auch gut für den Stoffwechsel.

- **Avocado**: Avocados enthalten gesunde Fette, die den Stoffwechsel anregen können, sowie Ballaststoffe, die für eine lang anhaltende Sättigung sorgen.

- **Chili**: Capsaicin, der Hauptwirkstoff in Chili, hat thermogene Eigenschaften, die den Stoffwechsel steigern und zur Fettverbrennung beitragen können (s. S. 61).

- **Grüner Tee**: Grüner Tee ist äußerst gesund, da er wichtige Antioxidantien beinhaltet. Zudem enthält er Catechine und Koffein, die eine verminderte Fettresorption in Magen und Darm und somit eine verbesserte Ausscheidung der Fette bewirken. Die beiden Stoffe sorgen für eine gesteigerte Fettverbrennung und kurbeln den Stoffwechsel effektiv an.

- **Grünes Blattgemüse**: Gemüsesorten wie Spinat, Grünkohl und Brokkoli enthalten viele Vitamine und Antioxidantien, die den Stoffwechsel fördern können.

- **Feigen**: Feigen enthalten zahlreiche Nährstoffe, die die Verdauung und den Stoffwechsel unterstützen, wie Ballaststoffe, Vitamin B, Kalium und Magnesium.

- **Hafer und Haferflocken**: Die Beta-Glucane des Hafers haben eine sehr positive Wirkung auf den Stoffwechsel und beugen Stoffwechselstörungen vor. Zudem enthält Hafer ungesättigte Fettsäuren, die sich ebenfalls günstig auf den Stoffwechsel auswirken, und auch die Vitamine B2, B5 und B6 sowie Phosphor unterstützen die Stoffwechselprozesse.

- **Heidelbeeren**: Heidelbeeren haben einen hohen Gehalt an Antioxidantien und enthalten Ballaststoffe, die den Stoffwechsel fördern können.

- **Ingwer**: Der Hauptbestandteil von Ingwer, Gingerol, erhöht die Körperwärme und sorgt dadurch für einen verbesserten Stoffwechsel. Außerdem fördert er die Darmgesundheit und hat eine antioxidative, antibakterielle, antivirale und entzündungshemmende Wirkung.

- **Kaffee**: Das im Kaffee enthaltene Koffein regt den Stoffwechsel und die Fettverbrennung an. Kaffee hat zudem den Vorteil, dass er den Appetit zügelt.

- **Kokosöl**: Kokosöl enthält mittelkettige Triglyceride, das sind Fette, die leicht vom Körper verstoffwechselt werden können und den Stoffwechsel ankurbeln.

- **Kurkuma**: Kurkuma enthält den Wirkstoff Curcumin, der starke entzündungshemmende Eigenschaften hat, die Verdauung fördert und den Stoffwechsel anregt.

- **Leinöl und Leinsamen**: Leinsamen und das daraus hergestellte Leinöl enthalten zahlreiche für den Stoffwechsel wertvolle Vitamine, Omega-3-Fettsäuren und Mineralstoffe. Leinsamen weisen einen hohen Gehalt an Ballaststoffen auf und sind daher verdauungsfördernd und wirken sättigend.

- **Linsen**: Linsen enthalten Proteine, Ballaststoffe und komplexe Kohlenhydrate, die den Stoffwechsel anregen und für eine lang anhaltende Sättigung sorgen.

- **Mandeln**: Mandeln enthalten gesunde Fette, Proteine und Ballaststoffe, die den Stoffwechsel anregen können.

- **Wasser**: Eine ausreichende Flüssigkeitszufuhr ist wichtig für einen effizienten Stoffwechsel. Trinken Sie daher mindestens zwei Liter Wasser täglich, um Ihren Stoffwechsel zu unterstützen.

- **Zartbitterschokolade**: Kakao sowie Schokolade mit einem Kakao-Anteil von mindestens 70 Prozent enthalten wertvolle Flavonoide, die den Stoffwechsel effektiv ankurbeln.

- **Zimt:** Zimt wirkt aufgrund seines hohen Gehalts an Flavonoiden entzündungshemmend und antimikrobiell. Das köstliche Gewürz senkt den Cholesterinspiegel sowie die Neutralfette im Blut, fördert den Fettabbau und regt den Stoffwechsel optimal an.

- **Zitronen**: Dank ihres hohen Vitamin-C-Gehalts wirken sich Zitronen positiv auf die Fettverbrennung und Aktivierung des Stoffwechsels aus.

Ernährungstipps kurz zusammengefasst

- Essen Sie regelmäßig und in kleinen Portionen.
- Trinken Sie viel Wasser, mindestens 2 Liter am Tag. Grüner Tee und Kaffee sind ebenfalls sinnvoll.
- Nehmen Sie ausreichend gute Ballaststoffe, Kohlenhydrate und Fette zu sich.
- Ernähren Sie sich proteinreich und verwenden dabei hochwertige Proteine, wie Huhn, Fisch, Eier, Milchprodukte, Hülsenfrüchte, Nüsse etc.
- Nehmen Sie ausreichend Vitamine und Mineralstoffe zu sich.
- Schärfen Sie herzhafte Gerichte mit Chilis, Cayennepfeffer und Co.
- Bauen Sie stoffwechselfördernde Lebensmittel in Ihren Speiseplan ein.

Rezepte für einen gesunden Stoffwechsel

Nun wird es lecker, denn nun lernen Sie einige köstliche und abwechslungsreiche Rezepte kennen, die sich ideal dazu eignen, Ihren Stoffwechsel zu unterstützen. Freuen Sie sich auf leckere Frühstücksgerichte, knackige Salate, wärmende Suppen und schmackhafte Hauptgerichte mit viel Gemüse sowie gesunden Proteinen.

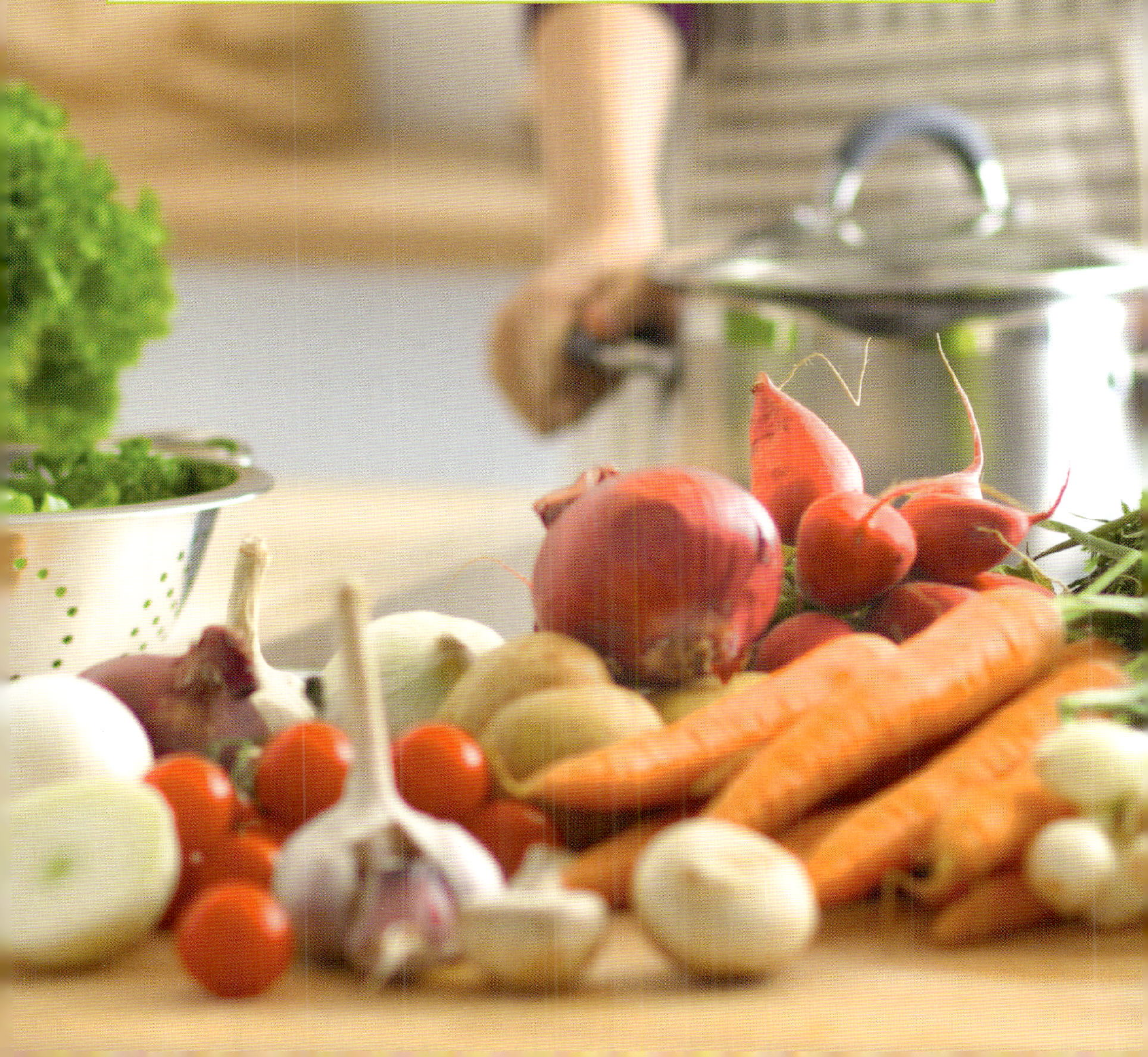

Frühstück

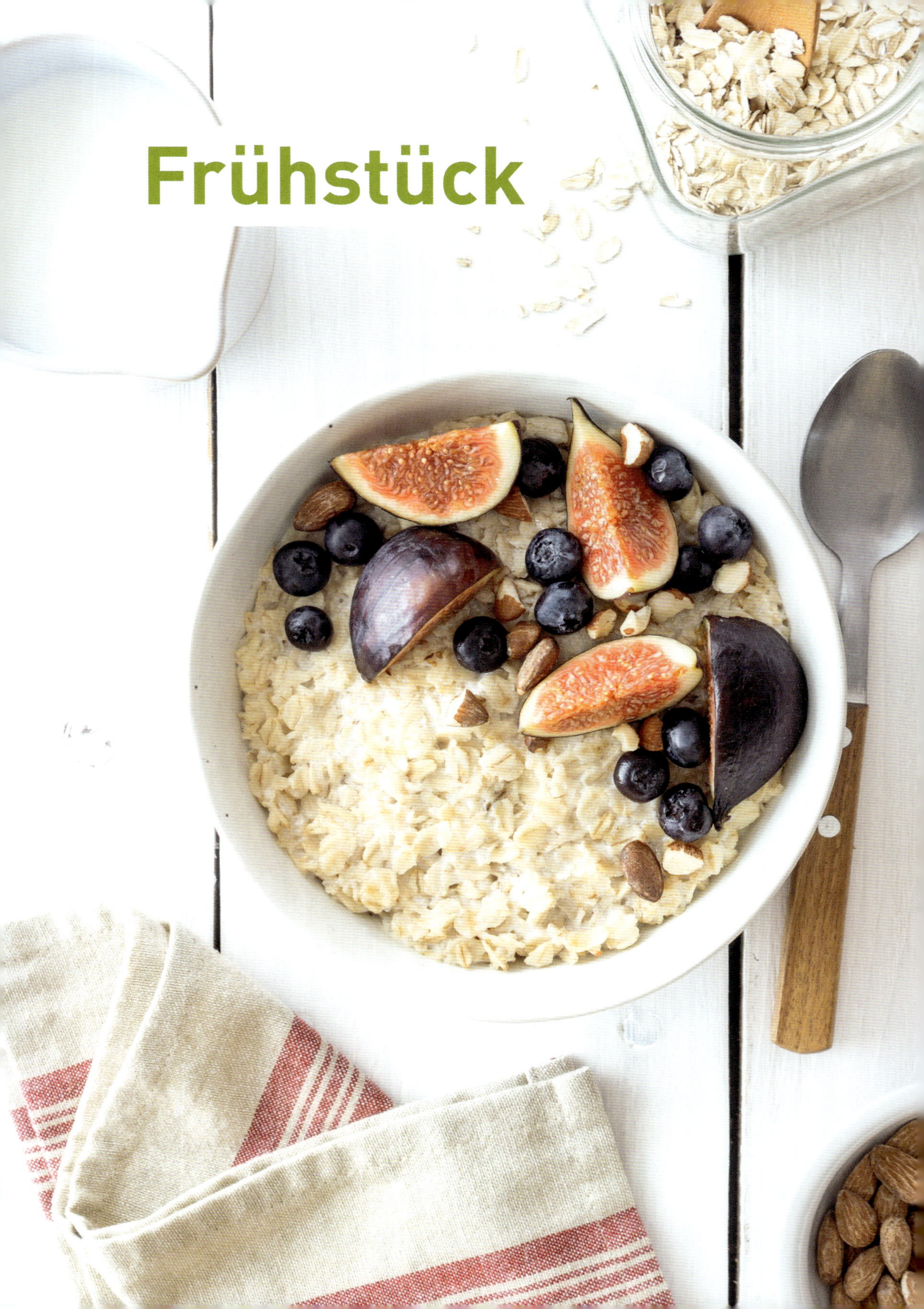

Porridge mit Feigen und Heidelbeeren

Für 2 Personen
Zubereitungszeit: 20 Minuten

Zutaten

- 120 g Haferflocken
- 1 EL Leinsamen, geschrotet
- 200 ml Haferdrink, ungesüßt
- 100 ml Wasser
- 1 Msp. Ingwer, gemahlen
- 60 g Heidelbeeren
- 2 Feigen
- 1 EL Haselnüsse
- 1 EL Mandeln
- ½ TL Zimt, gemahlen
- optional: 1 TL Honig

Zubereitung

1. Die Haferflocken und Leinsamen mit dem Haferdrink und dem Wasser sowie dem Ingwer in einen Topf geben und unter Rühren zum Kochen bringen. Dann vom Herd nehmen, den Topf mit einem Deckel verschließen und 10 Minuten quellen lassen.
2. In der Zwischenzeit die Heidelbeeren verlesen, waschen und abtropfen lassen. Die Feigen waschen, trocken tupfen und in Spalten schneiden. Die Haselnüsse und die Mandeln grob hacken.
3. Den Zimt und, wenn gewünscht, den Honig unter das Porridge rühren und dieses auf 2 Schüsseln verteilen.
4. Das Obst, die Nüsse und Mandeln darauf anrichten und genießen.

Nährwerte pro Portion inkl. Honig:
403 kcal, 13 g Fett, 58 g Kohlenhydrate, 12 g Eiweiß, 11 g Ballaststoffe

Omelett mit Tomaten

Für 2 Personen
Zubereitungszeit:
20 Minuten

Zutaten

- 1 Schalotte
- ½ rote Zwiebel
- 2 Stiele Schnittlauch
- 4 große Salatblätter, z. B. Eichblatt- oder Kopfsalat
- 4 Tomaten
- 4 Eier, Größe L
- 2 EL Mineralwasser
- Salz & Pfeffer
- 3 TL Rapsöl

Zubereitung

1. Die Schalotte und die rote Zwiebel abziehen, halbieren und in Streifen schneiden. Den Schnittlauch waschen, trocken schütteln und in Ringe schneiden. Den Salat waschen und trocken schütteln. Die Tomaten waschen, entkernen und würfeln.
2. Die Eier mit dem Mineralwasser verquirlen und mit etwas Salz und Pfeffer würzen.
3. 1 TL Öl in einer Pfanne erhitzen und die Schalotten und Zwiebeln darin glasig braten, dann herausnehmen.
4. In einer kleinen Pfanne 1 TL Öl erhitzen, die Hälfte der Eiermasse in die Pfanne gießen und bei milder Hitze stocken lassen. Dann das Omelett wenden, die Hälfte der Schalotten, Zwiebeln, Tomaten und des Schnittlauchs daraufgeben und in der Mitte zusammenklappen.
5. Das erste Omelett aus der Pfanne nehmen, das restliche Öl hineingeben und mit dem zweiten Omelett genauso verfahren.
6. Die Omeletts mit dem Salat auf 2 Tellern anrichten und servieren.

Nährwerte pro Portion:
287 kcal, 20 g Fett, 8,5 g Kohlenhydrate, 18,5 g Eiweiß, 4 g Ballaststoffe

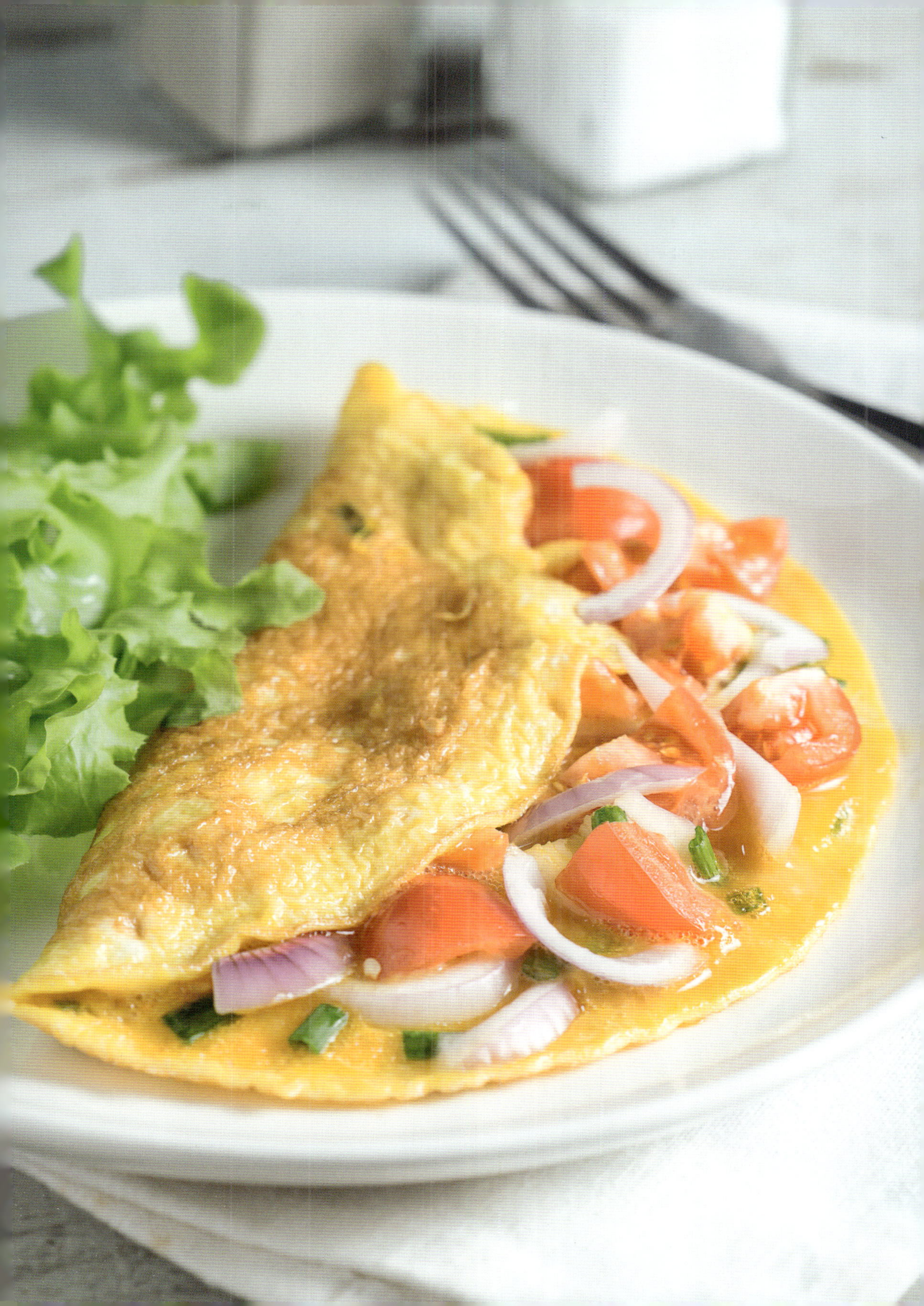

Früchte-Flocken-Müsli

Für 2 Personen
Zubereitungszeit:
30 Minuten

Zutaten

- 1 TL Kokosöl
- 4 EL Haferflocken, kernig
- 1 EL Kokosraspeln
- 1 EL Mandeln, gehobelt
- 1 EL Amaranth, gepufft
- 150 g Himbeeren
- 150 g Heidelbeeren
- 300 Quark, 20 % Fett
- 50 ml Kokoswasser
- 1 TL Honig

Zubereitung

1. Das Kokosöl in einer Pfanne schmelzen lassen und die Haferflocken, Kokosraspeln, Mandeln und den Amaranth darin goldbraun rösten, bis das Müsli schön knusprig ist. Dann aus der Pfanne nehmen und etwas abkühlen lassen.
2. In der Zwischenzeit die Beeren verlesen, waschen und trocken schütteln.
3. Den Quark mit dem Kokoswasser und Honig glatt rühren und auf 2 Schalen oder Gläser verteilen.
4. Das Müsli sowie die Beeren daraufgeben und genießen.

! Tipp: Ein Glas mit Bügelverschluss eignet sich perfekt zum Mitnehmen. So können Sie das Müsli auch bei der Arbeit genießen. Damit es knusprig bleibt, empfiehlt es sich, Müsli, Quarkcreme und Beeren in getrennten Gläsern mitzunehmen und erst kurz vor dem Verzehr in eine Schüssel zu geben.

Nährwerte pro Portion:
354 kcal, 15,5 g Fett, 30 g Kohlenhydrate, 21 g Eiweiß, 10 g Ballaststoffe

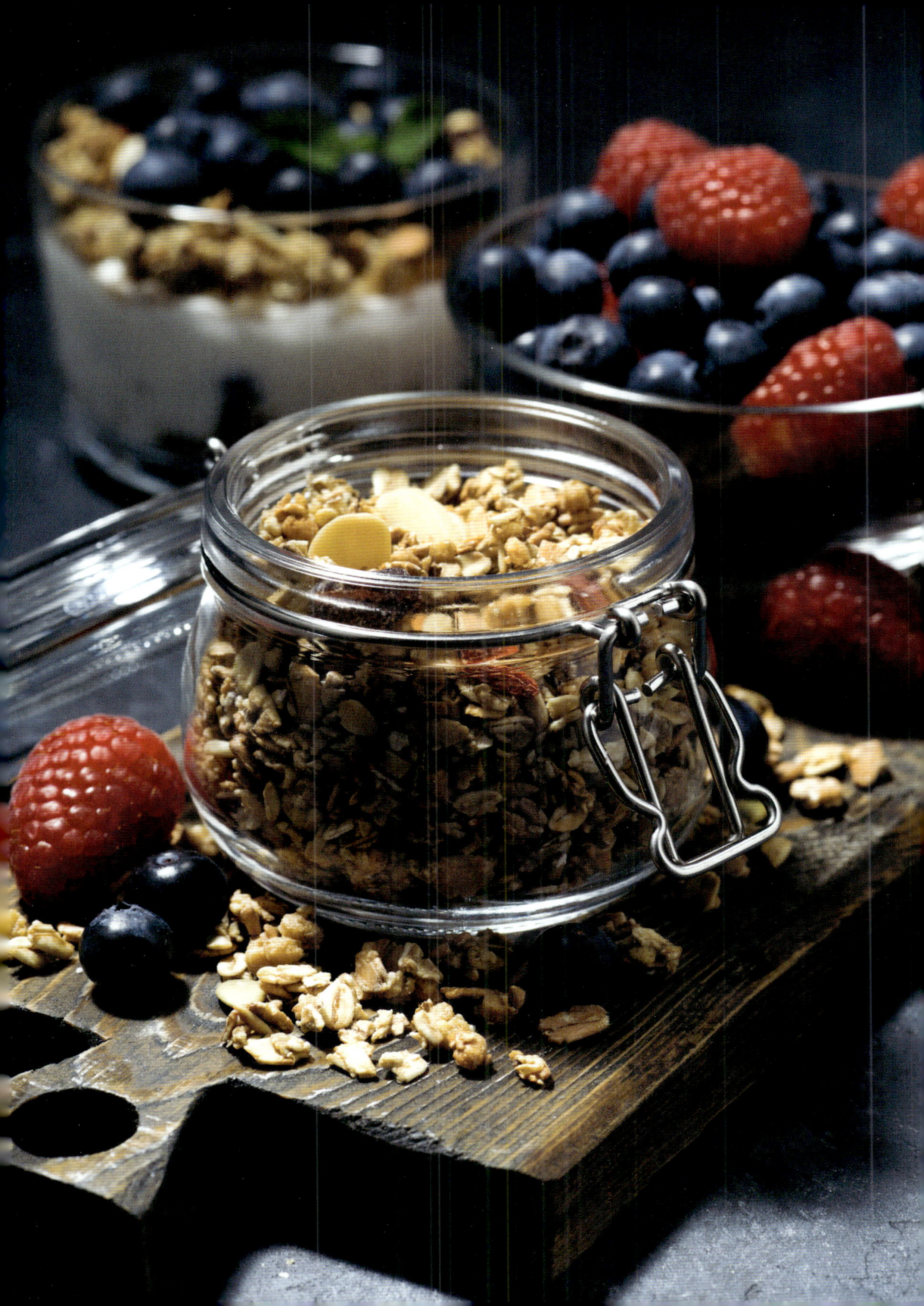

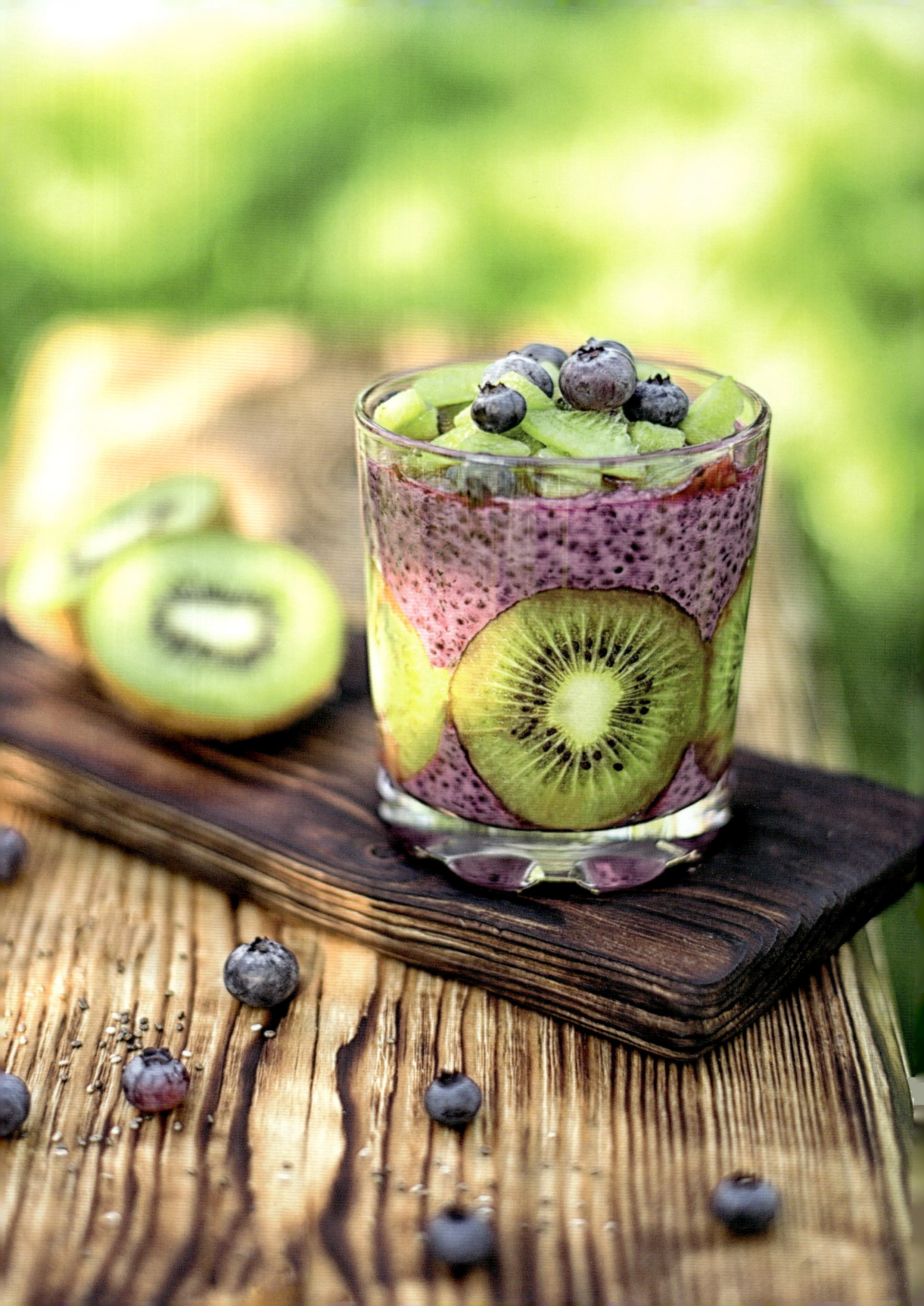

Chia-Früchte-Frühstück

Für 2 Personen
Zubereitungszeit:
15 Minuten +
Ziehzeit über Nacht

Zutaten

- 150 g Heidelbeeren
- 2 Kiwis
- 400 ml Mandeldrink, ungesüßt
- 50 g Chiasamen
- 1 TL Agavendicksaft
- 1 Msp. Vanille, gemahlen

Zubereitung

1. Am Vorabend 100 g der Heidelbeeren verlesen, waschen und abtropfen lassen. Diese Heidelbeeren anschließend pürieren. 1 Kiwi schälen und in Scheiben schneiden.
2. Den Mandeldrink in einer Schüssel mit den Chiasamen, dem Agavendicksaft und der Vanille sowie den pürierten Heidelbeeren gut verrühren und etwa 10 Minuten quellen lassen. Dann die Mischung nochmals durchrühren. Die Kiwischeiben in 2 Gläser geben und die Chiamischung auf die Gläser verteilen und diese verschließen. Im Kühlschrank über Nacht quellen lassen.
3. Am nächsten Morgen die zweite Kiwi schälen und in Spalten schneiden. Die restlichen Heidelbeeren verlesen, waschen und abtropfen lassen.
4. Die Gläser aus dem Kühlschrank nehmen, die Früchte darauf verteilen und genießen.

Nährwerte pro Portion:
237 kcal, 11 g Fett, 19,5 g Kohlenhydrate, 7,5 g Eiweiß, 15 g Ballaststoffe

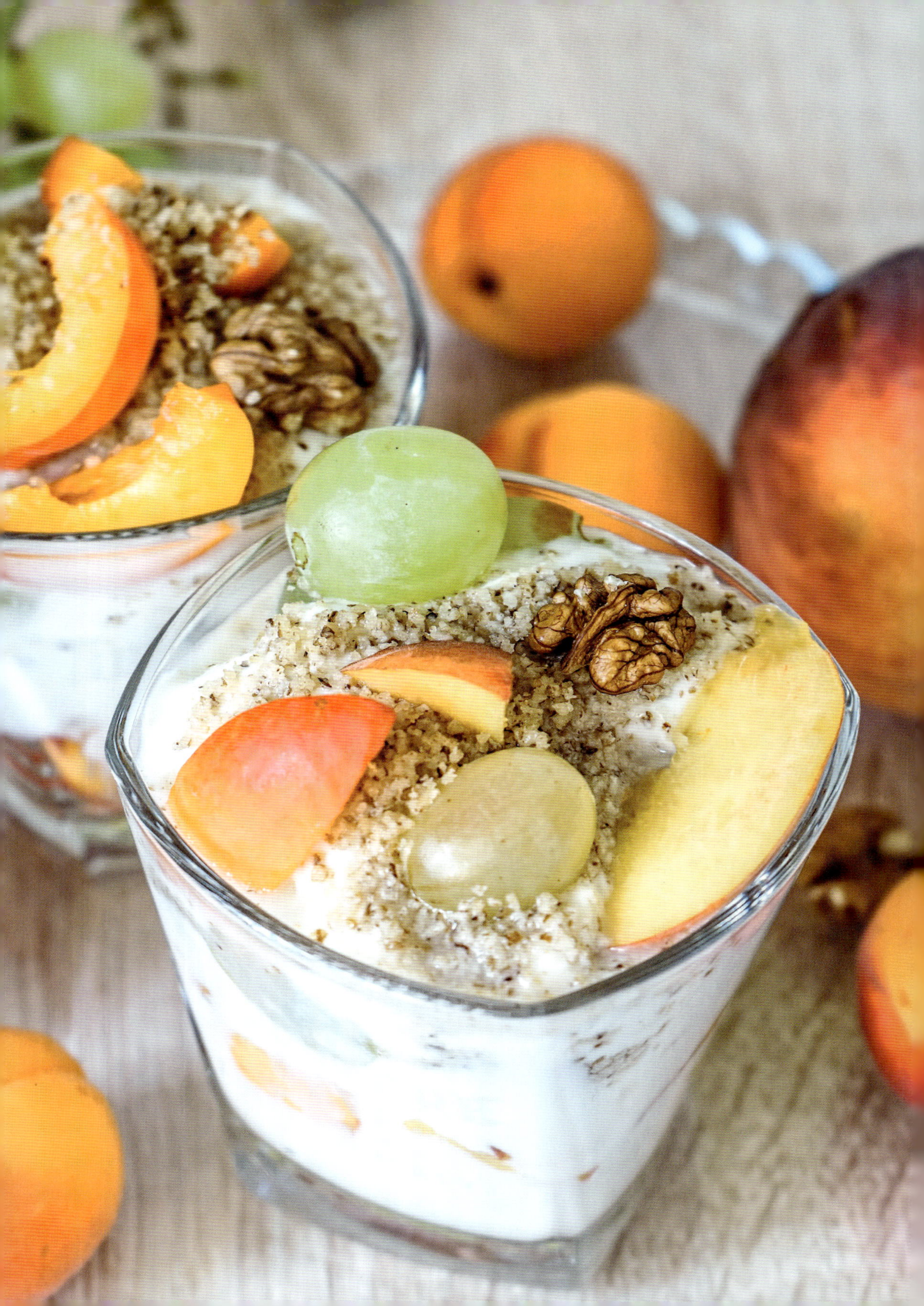

Knuspriger Früchte-Joghurt

Für 2 Personen
Zubereitungszeit:
20 Minuten

Zutaten

- 1 TL Mandeln
- 1 TL Walnüsse
- 1 TL Sonnenblumenkerne
- 1 TL Leinsamen, geschrotet
- 1 EL Dinkelvollkornflocken
- 1 TL Kokosöl
- 50 g Trauben
- 100 g Aprikosen
- 1 Nektarine
- 200 g Naturjoghurt, 3,5 % Fett
- 200 g Hüttenkäse
- 2 TL Limettensaft
- ¼ TL Vanille, gemahlen

Zubereitung

1. Die Mandeln, Walnüsse und Sonnenblumenkerne hacken und mit dem Leinsamen und den Dinkelvollkornflocken mischen. Das Kokosöl in einer beschichteten Pfanne zerlassen und den Kerne-Mix darin bei mittlerer Hitze unter Wenden etwa 5 Minuten goldbraun anrösten. Die Mischung aus der Pfanne nehmen und auf einem Teller abkühlen lassen.
2. Unterdessen die Trauben verlesen, waschen und trocken tupfen. Die Aprikosen und die Nektarine waschen, trocken tupfen und entsteinen. Die Aprikosen fein würfeln, die Nektarine in Spalten schneiden.
3. Den Joghurt mit dem Hüttenkäse, dem Limettensaft und der Vanille gründlich verrühren. Die Hälfte der Trauben sowie die Aprikosen unterheben und auf 2 Gläser verteilen. Das Knuspermüsli auf die Gläser streuen und die restlichen Früchte darauf verteilen.

Nährwerte pro Portion:
359 kcal, 17,5 g Fett, 27,5 g Kohlenhydrate, 20,5 g Eiweiß, 3,5 g Ballaststoffe

Apfel-Zimt Overnight Oats

Für 2 Personen
Zubereitungszeit:
15 Minuten +
Ziehzeit über Nacht

Zutaten

- 120 g Haferflocken, blütenzart
- 1 EL Chiasamen
- 1 EL Leinsamen
- 350 ml Haferdrink, ungesüßt
- 2 Äpfel
- 1 EL Leinöl
- 2 TL Zimt
- 1 TL Honig

Zubereitung

1. Die Haferflocken mit den Chiasamen und den Leinsamen in eine verschließbare Schüssel geben, den Haferdrink dazugießen, umrühren und die Schüssel verschließen. Über Nacht im Kühlschrank stehen lassen.
2. Am Morgen die Äpfel waschen und entkernen. ½ Apfel reiben, den Rest in Würfel schneiden.
3. Den geriebenen Apfel mit dem Leinöl und 1 TL Zimt verrühren.
4. Die Haferflockenmischung mit dem restlichen Zimt und dem Honig verrühren.
5. Dann gut ¾ des Haferbreis in 2 Gläser füllen, darauf den geriebenen Apfel geben, mit dem restlichen Haferbrei auffüllen und die gewürfelten Äpfel darauf verteilen.

Nährwerte pro Portion:
441 kcal, 9,5 g Fett, 75 g Kohlenhydrate, 11 g Eiweiß, 13 g Ballaststoffe

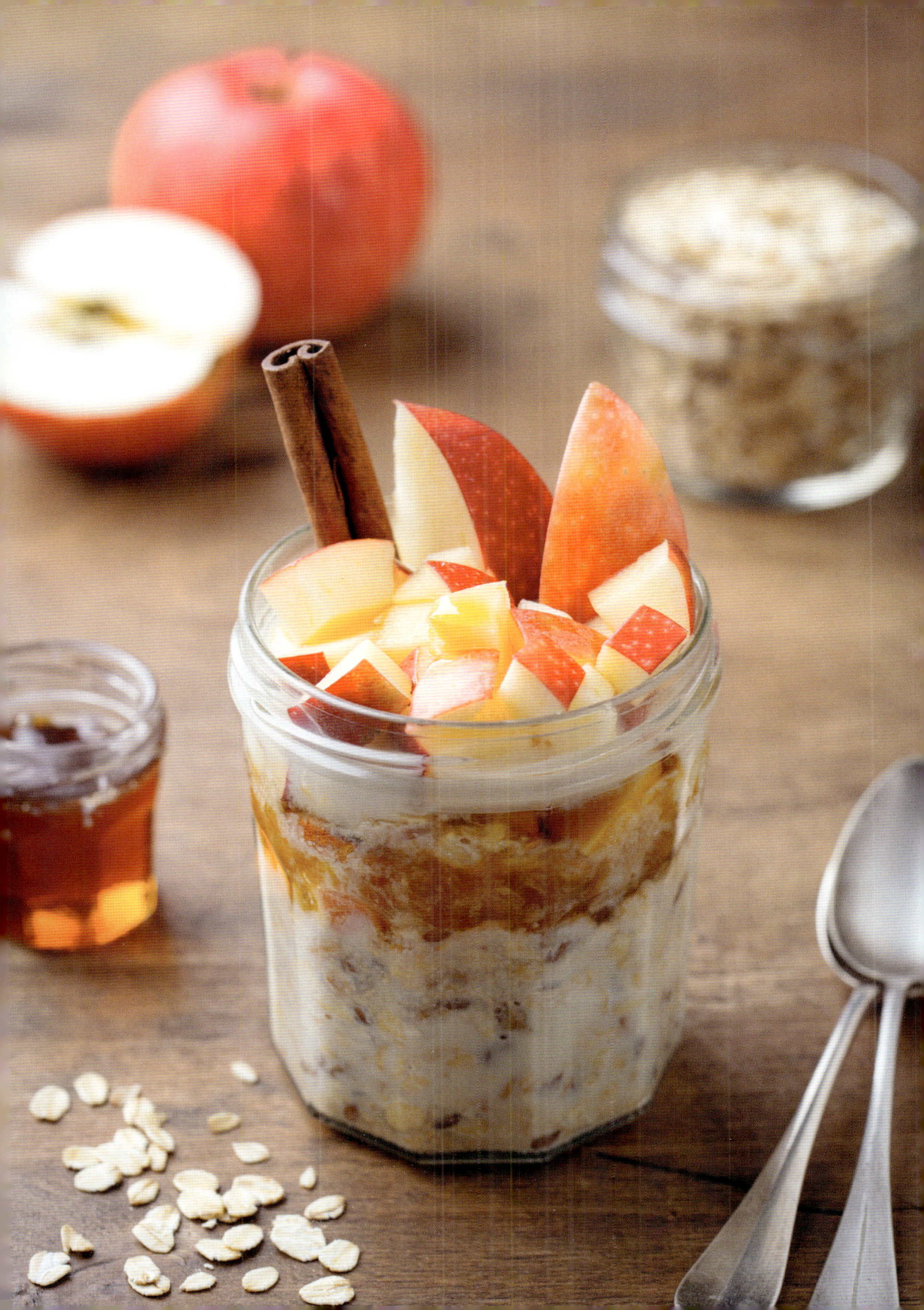

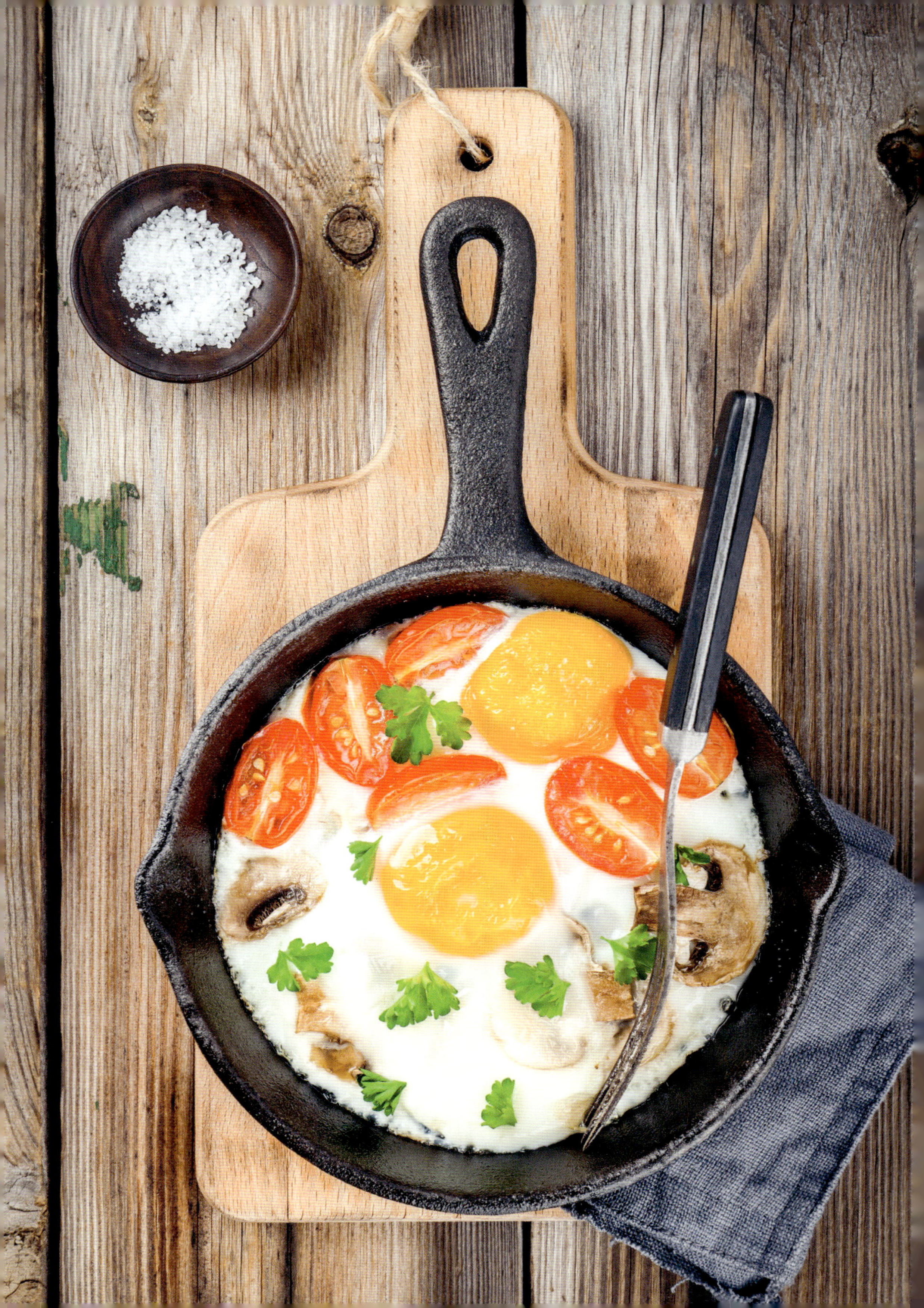

Frühstückspfanne

Für 2 Personen
Zubereitungszeit:
25 Minuten

Zutaten

- ½ rote Chilischote
- 250 g Champignons
- 200 g Kirschtomaten
- 2 Stiele Petersilie
- 1 TL Rapsöl
- 4 Eier, Größe L
- Salz & Pfeffer

Zubereitung

1. Die Chilischote waschen, halbieren, entkernen und sehr fein hacken. Die Champignons putzen und vierteln oder in Scheiben schneiden. Die Kirschtomaten waschen und halbieren. Die Petersilie abspülen, trocken schütteln, die Blättchen abstreifen und grob hacken.
2. Das Öl in einer Pfanne erhitzen und die Chilischote sowie die Champignons darin anbraten, bis die Champignons schön gebräunt sind.
3. Dann die Eier nacheinander aufschlagen und in die Pfanne gleiten lassen. Bei geringer Hitze so lange stocken lassen, bis das Eiweiß fest zu werden beginnt. Dann die Tomaten auf die Eier geben und nun die Eier so lange braten, bis das Eidotter die gewünschte Konsistenz erreicht hat.
4. Die Frühstückspfanne mit etwas Salz und Pfeffer würzen, die Petersilie daraufstreuen und servieren.

Nährwerte pro Portion:
244 kcal, 16 g Fett, 5 g Kohlenhydrate, 20 g Eiweiß, 4,5 g Ballaststoffe

Suppen & Salate

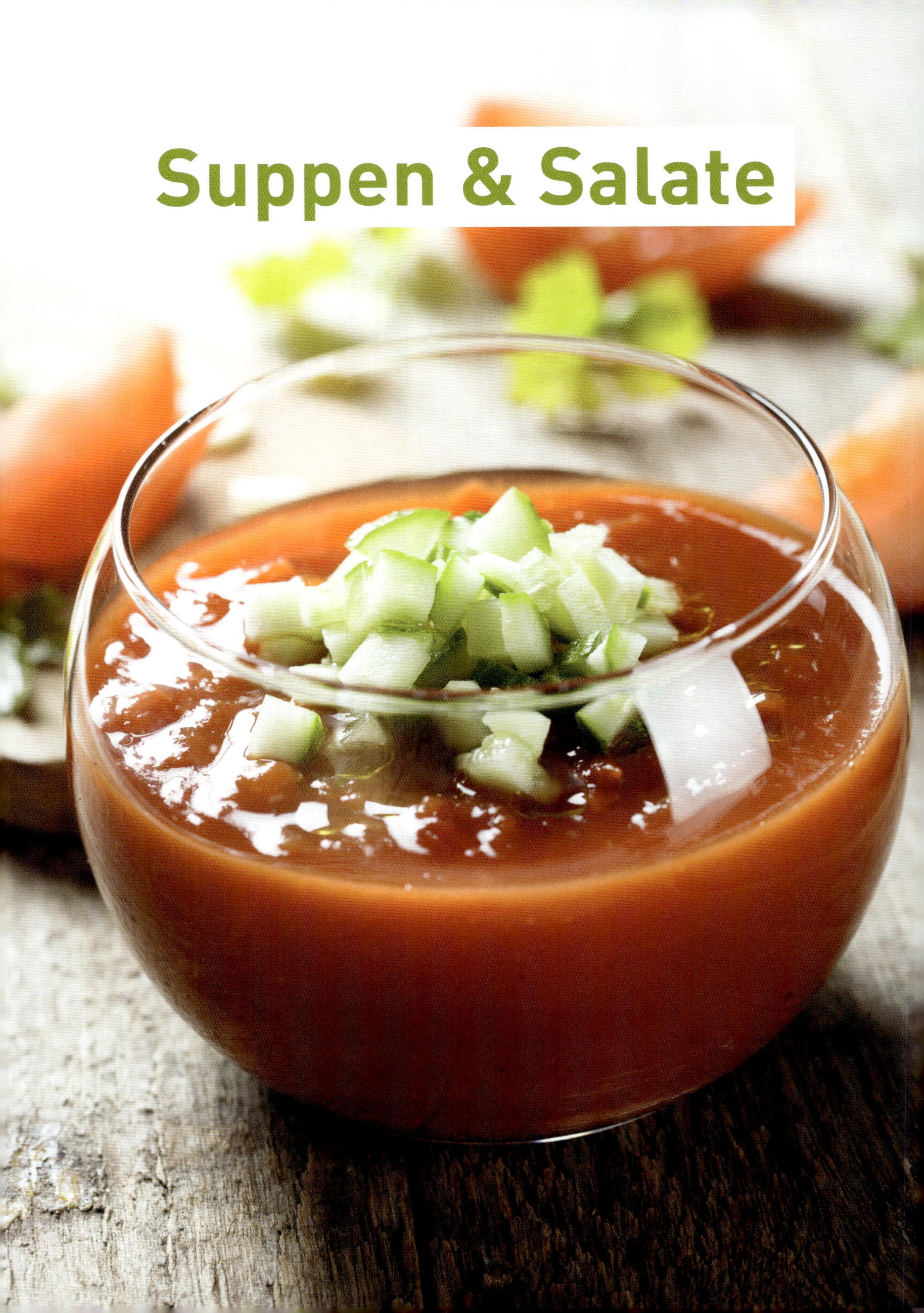

Gazpacho mit Gurken

Für 2 Personen
Zubereitungszeit:
50 Minuten

Zutaten

- 1 rote Paprikaschote
- 2 Fleischtomaten
- ½ Salatgurke
- 1 Stange Staudensellerie
- 1 Knoblauchzehe
- 1 rote Zwiebel
- 1 Stück Ingwer, haselnussgroß
- 2 Stiele Basilikum
- 2 Stiele Petersilie
- ½ Chilischote
- 250 ml Tomatensaft
- 1 EL Apfel-Balsamessig
- 1 TL Olivenöl
- 1 TL Honig
- Salz & Pfeffer

Zubereitung

1. Die Paprikaschote und die Fleischtomaten waschen, trocken tupfen und entkernen bzw. vom Strunk befreien. Die Gurke schälen, den Staudensellerie waschen und putzen. Das vorbereitete Gemüse in kleine Würfel schneiden. 2 EL der Gurkenwürfel beiseitestellen.
2. Knoblauch, Zwiebel und Ingwer schälen und würfeln. Die Kräuter waschen, trocken schütteln, die Blätter von den Stielen zupfen und hacken. Die Chilischote waschen, entkernen und fein würfeln.
3. Alle vorbereiteten Zutaten bis auf die beiseitegestellten Gurken mit dem Tomatensaft in eine Schüssel geben und mit dem Essig, Olivenöl, Honig sowie etwas Salz und Pfeffer vermengen. 30 Minuten im Kühlschrank ziehen lassen.
4. Dann in einen Standmixer geben und pürieren. Falls die Suppe zu dickflüssig ist, noch etwas Tomatensaft dazugeben.
5. Die Suppe in 2 Gläser, Schalen oder Teller füllen, die beiseitegestellten Gurken daraufgeben und servieren.

Nährwerte pro Portion:
154 kcal, 3,5 g Fett, 23,5 g Kohlenhydrate, 5,5 g Eiweiß, 7,5 g Ballaststoffe

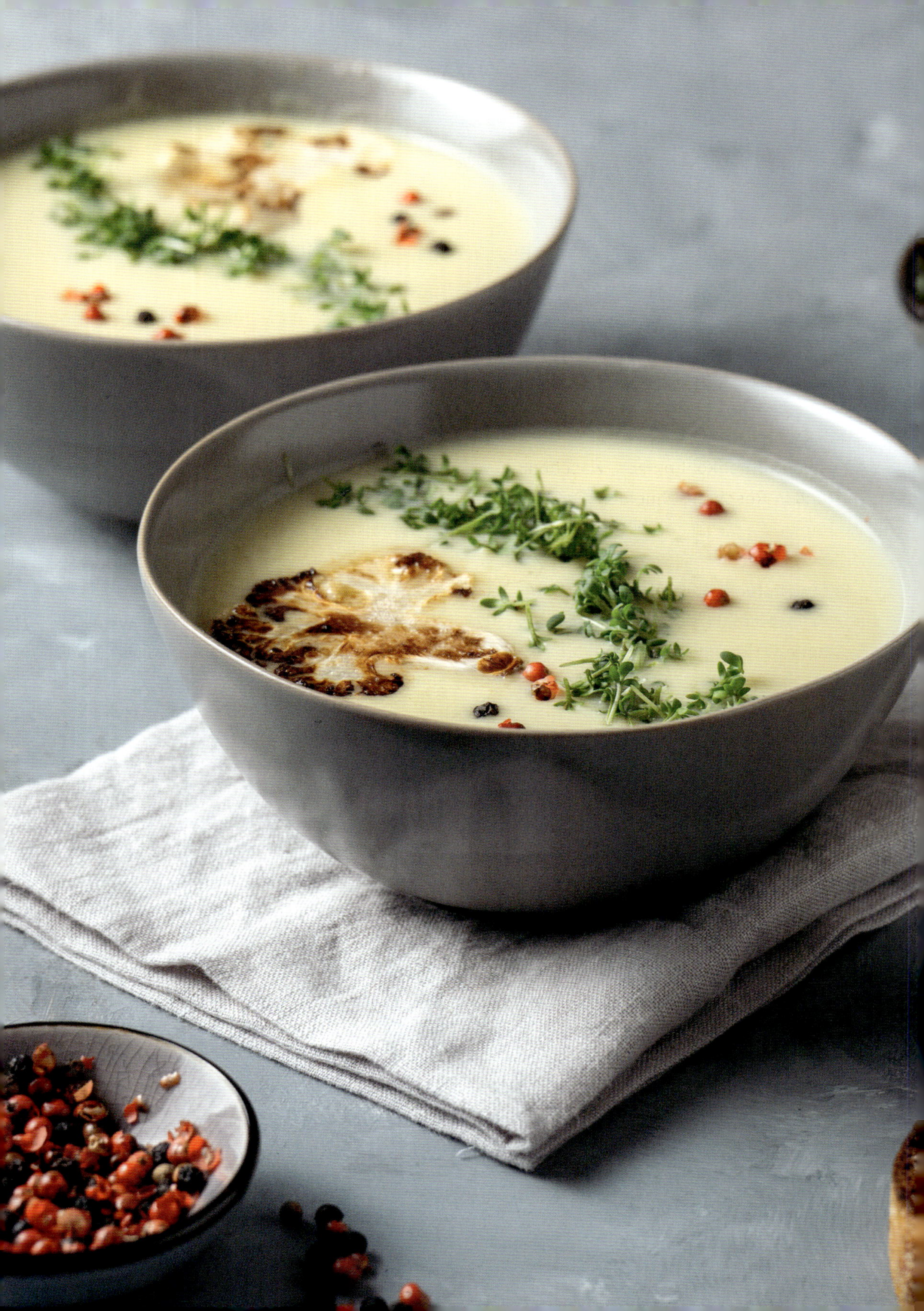

Blumenkohl-Fenchelsuppe

Für 2 Personen
Zubereitungszeit:
40 Minuten

Zutaten

- 300 g Blumenkohl
- 2 EL Olivenöl
- 250 ml Milch, 1,5 % Fett
- 400 ml Gemüsebrühe
- Salz, Pfeffer & Muskatnuss
- 150 g Fenchel
- ½ Schale Kresse
- rosa Pfeffer

Zubereitung

1. Den Blumenkohl putzen, waschen und in Röschen schneiden. Dabei ein großes Röschen in dicke Streifen schneiden.
2. Die Hälfte des Öls in einem Topf erhitzen und den Blumenkohl darin bei mittlerer Hitze 3–4 Minuten unter Wenden dünsten. Die gebratenen Blumenkohlscheiben für die Dekoration herausnehmen und beiseitestellen.
3. Die Milch und Brühe zum restlichen Blumenkohl gießen und mit Salz, Pfeffer und Muskatnuss würzen. Aufkochen lassen und dann bei mittlerer Hitze 15–20 Minuten garen, dabei ab und zu umrühren.
4. Inzwischen den Fenchel putzen, waschen, längs vierteln und den Strunk entfernen. Den Fenchel quer in feine Streifen schneiden. Die Kresse abschneiden, waschen und trocken schütteln.
5. Das übrige Öl in einer Pfanne erhitzen und den Fenchel darin bei mittlerer Hitze 2–3 Minuten andünsten. Dann zum Blumenkohl geben und mit dem Stabmixer fein pürieren. Etwas rosa Pfeffer hineingeben und nochmals mit Salz, Pfeffer und Muskatnuss abschmecken.
6. Die Suppe auf 2 tiefe Teller oder Schüsseln verteilen. Die gebratenen Blumenkohlscheiben daraufgeben, die Kresse zusammen mit etwas rosa Pfeffer darüberstreuen und servieren.

Nährwerte pro Portion:
248 kcal, 16 g Fett, 15 g Kohlenhydrate, 11 g Eiweiß, 8 g Ballaststoffe

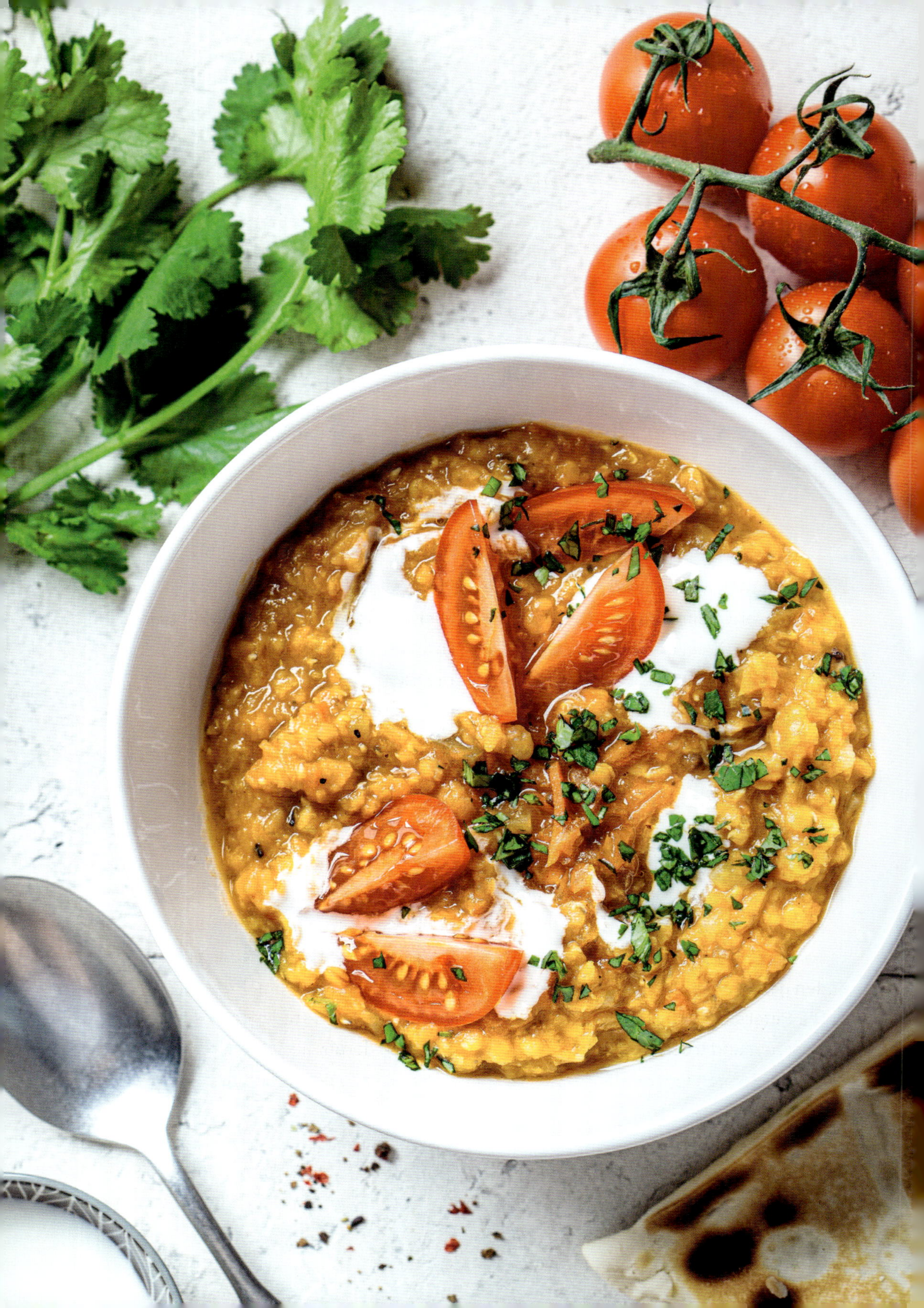

Linsensuppe

Für 2 Personen
Zubereitungszeit:
40 Minuten

Zutaten

- 75 g rote Linsen
- 1 Zwiebel
- 1 Knoblauchzehe
- 1 Stück Ingwer, walnussgroß
- 1 Stück Kurkuma, haselnussgroß
- 1 Möhre
- 1 TL Rapsöl
- 15 ml Apfelessig
- 375 ml Möhrensaft
- 1 Dose geschälte Tomaten, 260 g Abtropfgewicht
- je 2 Stiele Petersilie & Koriander
- Salz & Pfeffer
- Chilipulver
- 2 Tomaten
- 2 EL Kokoscreme

Zubereitung

1. Die Linsen in ein Sieb geben, unter fließendem Wasser abspülen, gut abtropfen lassen und zur Seite stellen.
2. Die Zwiebel, den Knoblauch, Ingwer, Kurkuma und die Möhre schälen und in Würfel schneiden. Das Öl in einem Topf erhitzen und das vorbereitete Gemüse darin anschwitzen. Die Linsen dazugeben und ebenfalls anschwitzen. Mit Apfelessig ablöschen und mit dem Möhrensaft und den geschälten Tomaten auffüllen.
3. Die Petersilie und den Koriander waschen und trocken schütteln. Die Blätter von den Stielen zupfen, hacken und beiseitelegen. Die Stiele zur Linsensuppe geben.
4. Die Suppe mit Salz und Pfeffer sowie Chilipulver abschmecken und kochen lassen, bis die Linsen weich sind.
5. Unterdessen die Tomaten waschen, trocken tupfen, den Strunk herausschneiden und die Tomaten in Spalten schneiden.
6. Die Stiele der Kräuter aus der Suppe nehmen und die Suppe grob pürieren.
7. Die Suppe in 2 tiefe Teller oder Schalen geben, jeweils 1 EL Kokoscreme daraufgeben, die Tomaten darauf anrichten, mit den Kräutern bestreuen und genießen.

Nährwerte pro Portion:
292 kcal, 7 g Fett, 40,5 g Kohlenhydrate, 14,5 g Eiweiß, 12,5 g Ballaststoffe

Hühnersuppentopf

Für 2 Personen
Zubereitungszeit:
50 Minuten

Zutaten

- 1 Hähnchenbrust mit Haut und Knochen, ca. 500 g
- Salz
- 4 Pfefferkörner
- 2 Lorbeerblätter
- 200 g Kartoffeln, vorwiegend festkochend
- 100 g Möhren
- 1 Zwiebel
- 3 Stiele Petersilie
- 1 EL Rapsöl
- ½ TL Kurkuma, gemahlen
- 500 ml Gemüsebrühe
- Pfeffer

Zubereitung

1. Die Hähnchenbrust waschen, trocken tupfen und in ½ l kochendes Salzwasser geben. Die Pfefferkörner und die Lorbeerblätter dazugeben und etwa 30 Minuten bei geringer Hitze köcheln lassen.
2. Unterdessen die Kartoffeln schälen, waschen und in Stücke schneiden. Die Möhren putzen, schälen und in Scheiben schneiden. Die Zwiebel schälen und sehr fein würfeln. Die Petersilie waschen und trocken schütteln. Die Blätter von den Stielen zupfen und hacken.
3. Das Öl in einem Topf erhitzen und die Zwiebelwürfel darin andünsten. Die Kurkuma zugeben und mit andünsten. Die Kartoffeln und Möhren hinzufügen und ebenfalls andünsten. Die Brühe angießen und alles darin etwa 15 Minuten garen.
4. Die Hähnchenbrust aus dem Wasser nehmen und etwas abkühlen lassen. Die Haut von der Hähnchenbrust entfernen, das Fleisch von den Knochen lösen und in mundgerechte Stücke schneiden.
5. Das Hähnchenfleisch und die Hälfte der Petersilie in die Suppe geben und erhitzen, anschließend die Suppe mit Salz und Pfeffer abschmecken.
6. Die Suppe in 2 tiefe Teller geben, mit der restlichen Petersilie bestreuen und servieren.

Nährwerte pro Portion:
424 kcal, 13,5 g Fett, 28,5 g Kohlenhydrate, 48,5 g Eiweiß, 5,5 g Ballaststoffe

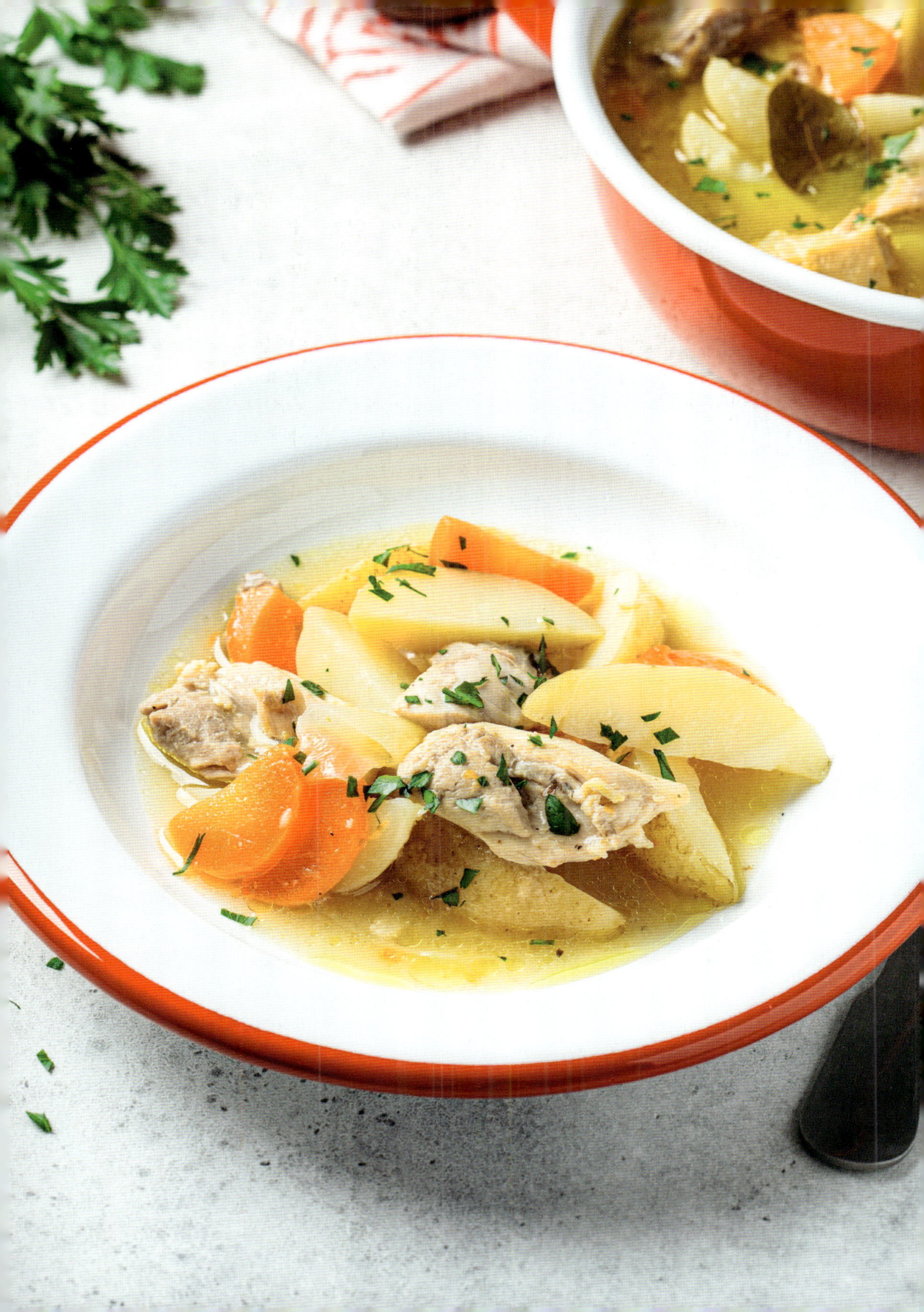

Italienische Gemüsesuppe

Für 2 Personen
Zubereitungszeit:
45 Minuten

Zutaten

- 1 Möhre
- 1 Zwiebel
- 2 Knoblauchzehen
- ½ Zucchini
- ½ Aubergine
- 1 Stange Staudensellerie
- 2 Frühlingszwiebeln
- je 2 Stiele Basilikum und Rosmarin
- 1 Dose weiße Bohnen, Abtropfgewicht 240 g
- 1 EL Olivenöl
- 400 ml Gemüsebrühe
- 100 g passierte Tomaten
- 1 Lorbeerblatt
- 1 TL Paprikapulver, edelsüß
- 150 g Kirschtomaten
- Salz & Pfeffer

Zubereitung

1. Die Möhre, Zwiebel und Knoblauchzehen schälen. Zucchini, Aubergine, Staudensellerie und Frühlingszwiebeln waschen und putzen. Dann die Zucchini, Aubergine und Möhre der Länge nach halbieren und in Halbmonde schneiden. Den Sellerie und die Frühlingszwiebeln in kleine Stücke schneiden, die Zwiebel und Knoblauchzehen fein hacken. Das Basilikum und den Rosmarin waschen, trocken schütteln und die Blättchen von den Stielen zupfen. Vom Basilikum einige Blättchen für die Deko beiseitelegen, den Rest der Kräuter fein hacken. Die Bohnen in einem Sieb abtropfen lassen und beiseitestellen.
2. Das Olivenöl in einem großen Topf bei mittlerer Stufe erhitzen. Die Zwiebel- und Knoblauchwürfel hineingeben und kurz andünsten. Den Staudensellerie, die Zucchini, Möhren und Auberginen hinzufügen und unter regelmäßigem Rühren für 3–4 Minuten anbraten. Dann die Frühlingszwiebeln und die gehackten Kräuter hinzugeben, mit der Gemüsebrühe aufgießen und kurz aufkochen lassen. Anschließend die passierten Tomaten hinzugeben. Nun das Lorbeerblatt sowie das Paprikapulver und die Bohnen hinzufügen, unterrühren und die Suppe ca. 5 Minuten köcheln lassen.

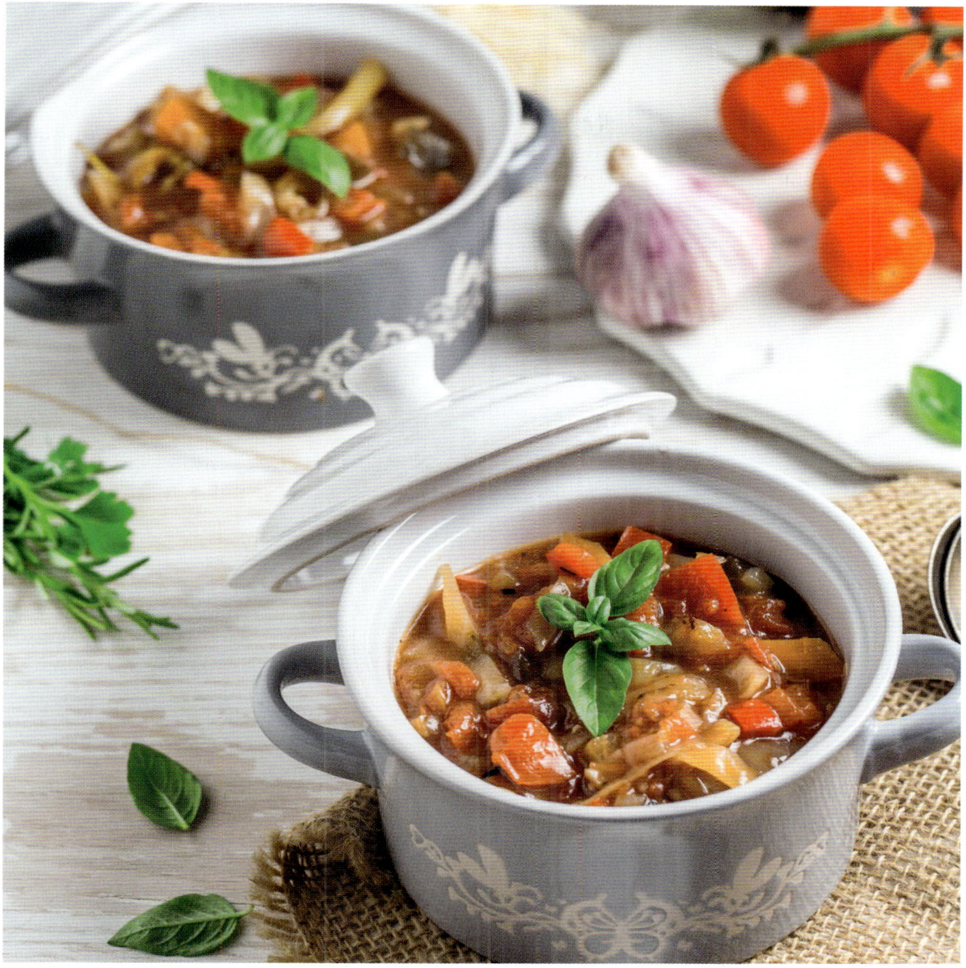

3. Unterdessen die Kirschtomaten waschen und vierteln. Diese der Suppe hinzufügen und für weitere 5 Minuten einköcheln lassen.
4. Die Gemüsesuppe mit Salz und Pfeffer verfeinern. Zum Servieren das Lorbeerblatt entfernen, die Suppe in 2 Schalen oder Töpfchen geben und mit den Basilikumblättern dekorieren.

Nährwerte pro Portion:

278 kcal, 9,5 g Fett, 33 g Kohlenhydrate, 13,5 g Eiweiß, 15 g Ballaststoffe

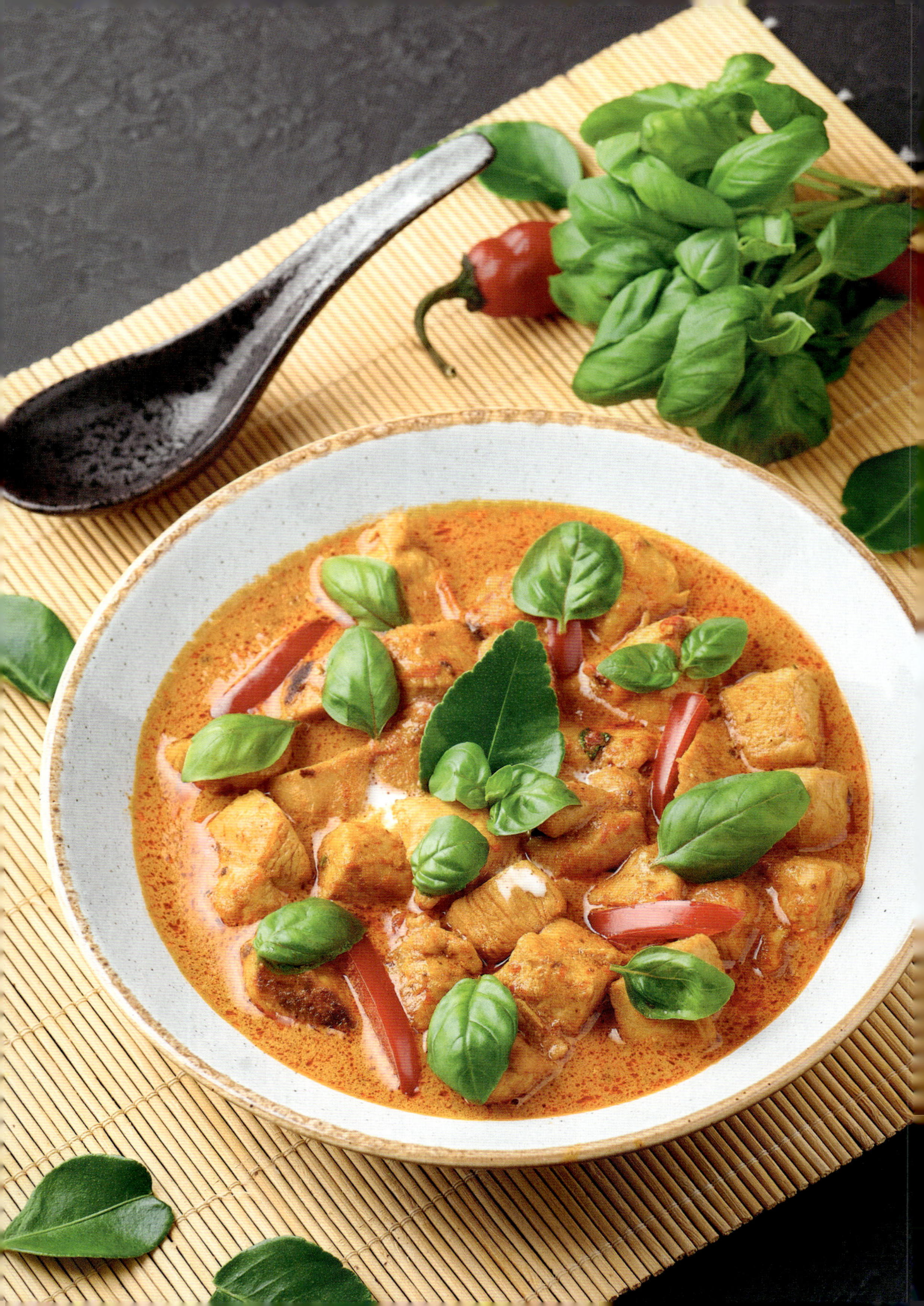

Thailändisches Hähnchencurry

Für 2 Personen
Zubereitungszeit:
60 Minuten

Zutaten

- 300 g Hähnchenbrustfilet
- 1 EL Kokosöl
- 1 TL Kurkumapulver
- 1 TL Currypulver
- Salz & Pfeffer
- 1 Stück Ingwer, walnussgroß
- 200 ml Gemüsebrühe
- 100 ml Kokosmilch
- 200 g passierte Tomaten, aus der Dose
- 1 rote Paprikaschote
- 1 Chilischote
- 2 Stängel Basilikum

Zubereitung

1. Den Backofen auf 180 °C Umluft vorheizen.
2. Das Hähnchenbrustfilet waschen, trocken tupfen und in mundgerechte Stücke schneiden. Das Fleisch in dem Öl in einer hohen, ofenfesten Pfanne oder einem ofenfesten Bräter bei mittlerer Hitze anbraten. Gegen Ende mit Kurkuma, Currypulver, Salz und Pfeffer würzen. Aus der Pfanne nehmen und zur Seite stellen.
3. Den Ingwer schälen und reiben. Zusammen mit der Gemüsebrühe, der Kokosmilch und den passierten Tomaten in die heiße Pfanne geben, erhitzen und etwas köcheln lassen.
4. Die Paprika- und Chilischote waschen und putzen. Die Paprikaschote in Streifen schneiden, die Chilischote fein hacken und beides zur Kokos-Tomaten-Soße geben. Das Fleisch ebenfalls hineingeben und alles einmal gründlich durchmischen. Die Mischung im Backofen etwa 30 Minuten garen lassen.
5. Unterdessen das Basilikum waschen, trocken schütteln und die Blättchen von den Stielen zupfen.
6. Das fertig gegarte Curry auf 2 tiefen Tellern oder Schalen verteilen, mit dem Basilikum garnieren und servieren.

Nährwerte pro Portion:
428 kcal, 18,5 g Fett, 27 g Kohlenhydrate, 41 g Eiweiß, 8 g Ballaststoffe

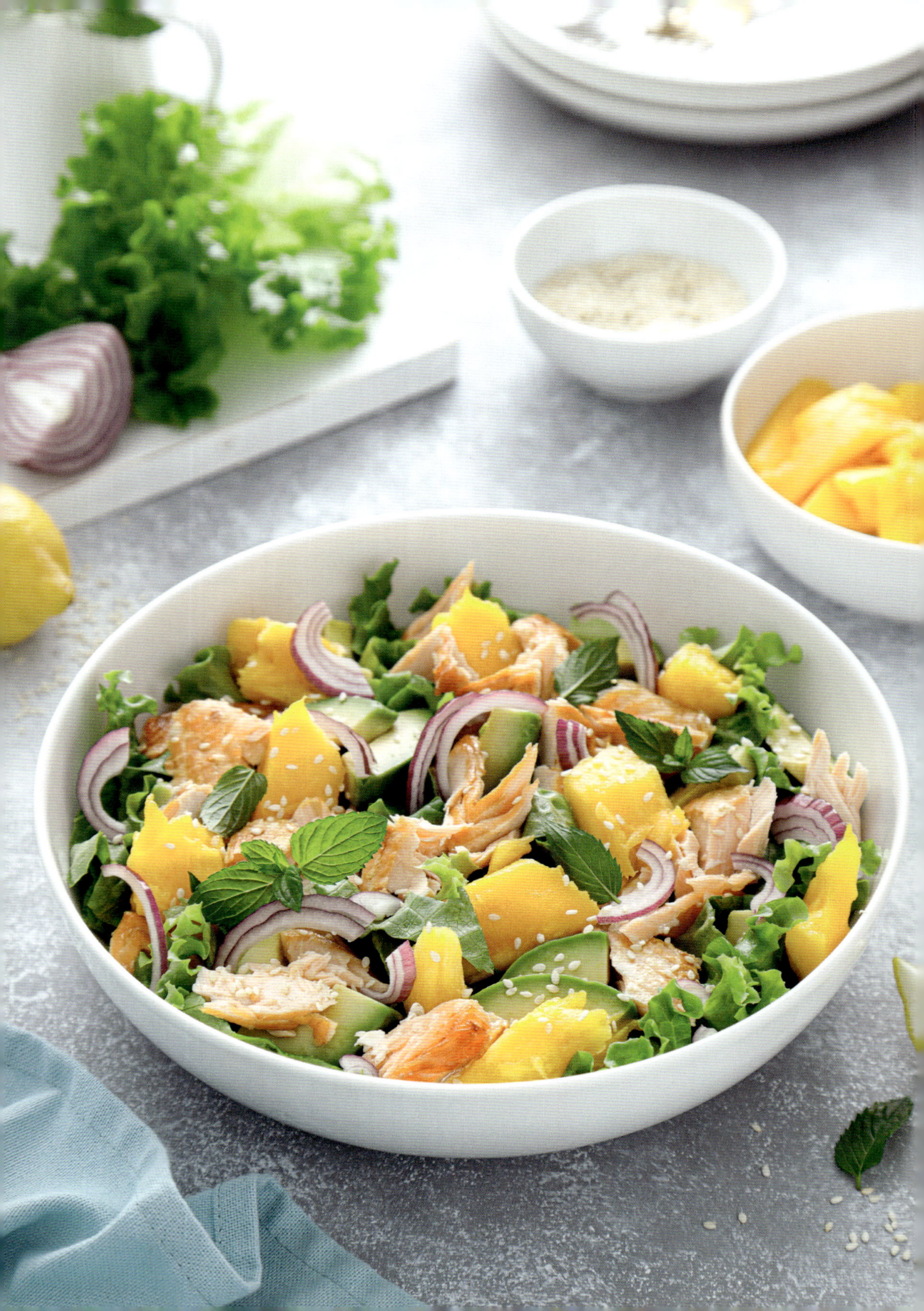

Fruchtiger Grilllachs-Salat

Für 2 Personen
Zubereitungszeit:
35 Minuten

Zutaten

- 2 EL Weißweinessig
- 1 TL Senf, mittelscharf
- 1 TL Honig
- je 1 Prise Salz & Pfeffer
- 2 EL Olivenöl
- 1 Mango
- 1 EL Sesam
- 1 Avocado, reif
- ½ Kopf Salat, z. B. Lollo Bianco
- 1 rote Zwiebel
- 2 Stiele Minze
- 300 g Lachsfilet
- 1 TL Rapsöl

Zubereitung

1. Den Weißweinessig mit Senf, Honig, Salz, Pfeffer und Olivenöl in ein Schraubglas geben, verschließen und kräftig schütteln.
2. Die Mango schälen, entkernen und in grobe Würfel schneiden. Die Mangos mit der Hälfte des Dressings marinieren.
3. Den Sesam in einer beschichteten Pfanne goldbraun rösten, dann aus der Pfanne nehmen und beiseitestellen.
4. Die Avocado durchschneiden, den Kern entfernen, das Fruchtfleisch herauslösen und in kleine Würfel schneiden. Den Salat putzen, waschen und in kleine Stücke teilen. Die Zwiebel schälen und in feine Streifen schneiden. Die Minze waschen, trocken schütteln und die Blättchen von den Stielen zupfen. Ein paar Blättchen für die Dekoration beiseitelegen.
5. Den Lachs in einer beschichteten Pfanne in dem heißen Rapsöl 4–6 Minuten braten, anschließend mit der Gabel zerteilen.
6. Den Lachs zusammen mit den übrigen Zutaten vermengen und mit dem restlichen Dressing verrühren.
7. Den Salat in 2 Schalen füllen, den Sesam darüberstreuen, mit den zurückbehaltenen Minzeblättchen garnieren und servieren.

Nährwerte pro Portion:
505 kcal, 29,5 g Fett, 26,5 g Kohlenhydrate, 32,5 g Eiweiß, 8 g Ballaststoffe

Kichererbsen-Salat

Für 2 Personen
Zubereitungszeit:
30 Minuten

Zutaten

- 250 g Kichererbsen, aus der Dose
- 200 g Tomaten
- 1 rote Zwiebel
- 100 g Salatgurke
- ¼ Bund Petersilie
- 1 Stiel Koriander
- ½ Zitrone
- Salz & Pfeffer
- Chiliflocken
- 1 EL Olivenöl
- 1 EL Sesam
- 100 g Feta

Zubereitung

1. Die Kichererbsen in ein Sieb abgießen, mit kaltem Wasser abspülen und abtropfen lassen. Die Tomaten waschen und würfeln. Die Zwiebel schälen und in feine Ringe schneiden. Die Salatgurke waschen, längs vierteln und in Stücke schneiden.
2. Die Petersilie und den Koriander waschen, trocken tupfen, die Blättchen abzupfen und hacken. Den Saft der halbierten Zitrone auspressen.
3. Den Zitronensaft mit etwas Salz, Pfeffer, Chiliflocken und dem Olivenöl zu einem Dressing verrühren.
4. Den Sesam in einer beschichteten Pfanne goldbraun rösten, dann aus der Pfanne nehmen und beiseitestellen.
5. Kichererbsen, Tomaten, Zwiebel und Gurke in einer Schüssel mischen. Das Dressing über den Salat geben und alles gut vermischen. Dann die Kräuter unter den Salat heben.
6. Den Feta darüberbröckeln und leicht unterheben. Dann den Salat auf 2 Tellern anrichten, den Sesam darüberstreuen und servieren.

Nährwerte pro Portion:
395 kcal, 20,5 g Fett, 30,5 g Kohlenhydrate, 20,5 g Eiweiß, 8,5 g Ballaststoffe

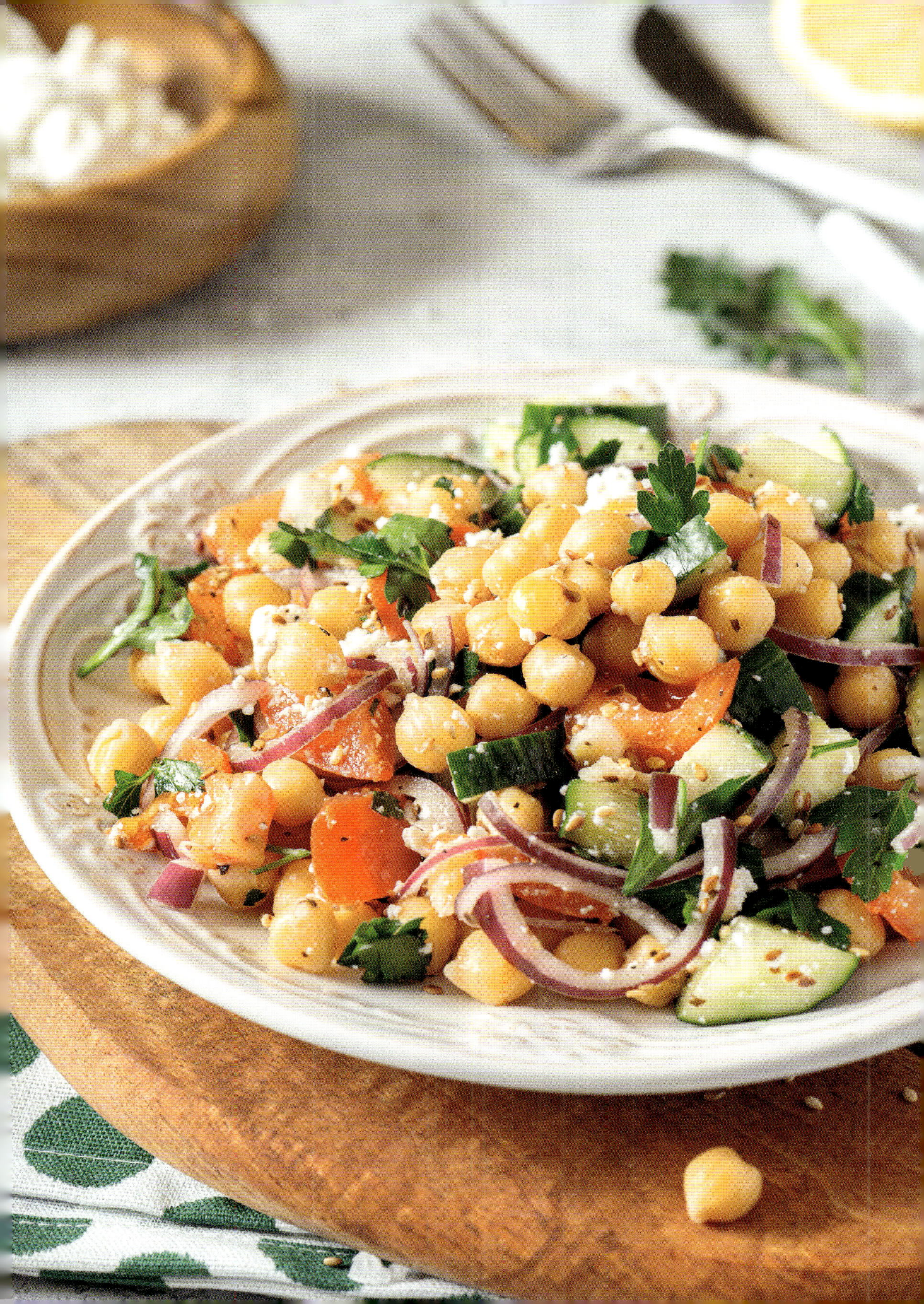

Sommersalat

Für 2 Personen
Zubereitungszeit:
40 Minuten

Zutaten

- 250 g grüner Spargel
- Salz
- 1 EL Pinienkerne
- 200 g Erdbeeren
- 1 Bund Rucola
- 100 g Ziegenfrischkäse-Rolle, 45 % Fett i. Tr.
- 2 EL Aceto balsamico
- Pfeffer
- 2 EL Olivenöl

Zubereitung

1. Den Spargel waschen, im unteren Drittel schälen und die Enden abschneiden. Den Spargel in Stücke schneiden und in gesalzenem Wasser etwa 5 Minuten kochen. Abgießen und abkühlen lassen.
2. Unterdessen die Pinienkerne in einer beschichteten Pfanne goldbraun rösten, dann herausnehmen und beiseitestellen.
3. Die Erdbeeren waschen, putzen und halbieren. Den Rucola verlesen, waschen und trocken schleudern.
4. Spargel, Erdbeeren und Rucola in einer Schüssel mischen. Den Ziegenkäse in Würfel schneiden und zum Salat geben.
5. Aceto balsamico, etwas Salz und Pfeffer sowie das Olivenöl zu einem Dressing verrühren. Das Dressing über den Salat geben und gut vermischen.
6. Den Salat auf 2 Teller geben und mit den Pinienkernen bestreuen.

Nährwerte pro Portion:
282 kcal, 20 g Fett, 14,5 g Kohlenhydrate, 9,5 g Eiweiß, 4,5 g Ballaststoffe

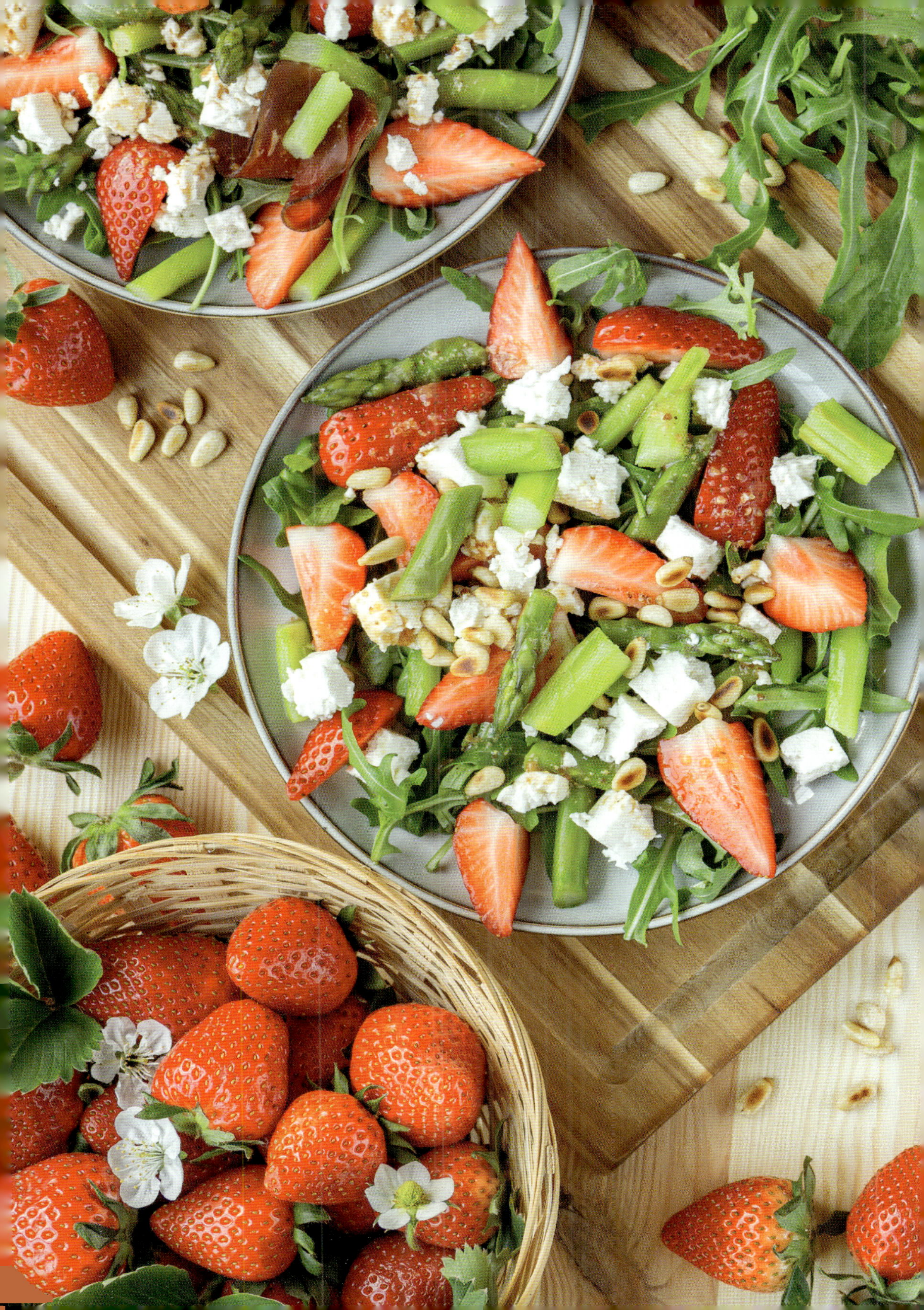

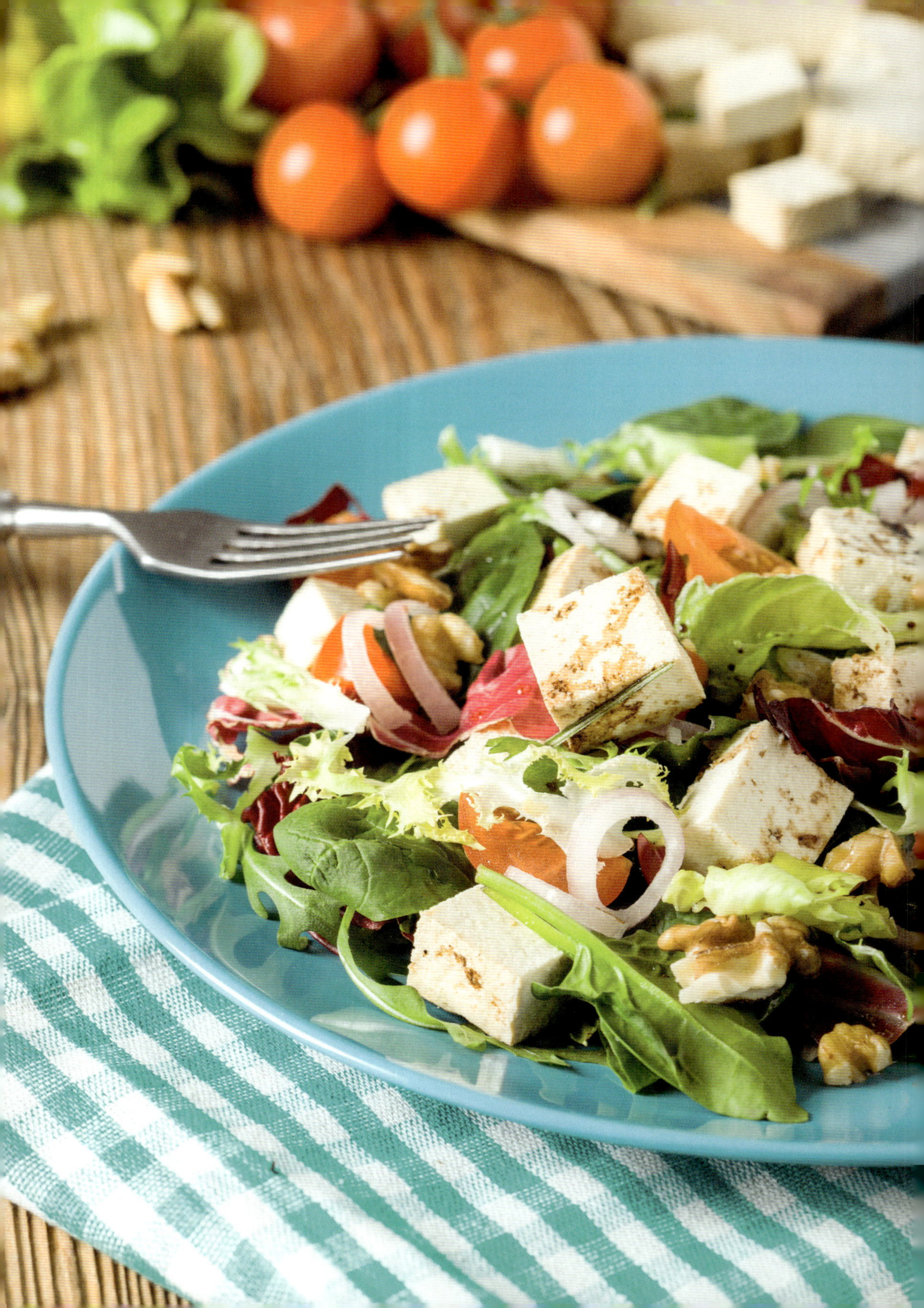

Bunter Salat mit Tofu

Für 2 Personen
Zubereitungszeit:
30 Minuten

Zutaten

- 200 g Tofu
- 50 g Walnusskerne
- 1 EL Rapsöl
- Currypulver, Salz & Pfeffer nach Geschmack
- 200 g Kirschtomaten
- ½ Kopf Salat, z. B. Kopfsalat oder Endivie
- 1 kleiner Kopf Radicchio
- 50 g Frühlingsspinat
- 1 Schalotte
- 1 EL Sojasoße
- 1 EL Aceto balsamico, dunkel
- 1 EL Walnussöl
- Chilipulver, nach Belieben

Zubereitung

1. Den Tofu waschen, trocken tupfen und in ca. 1 cm große Würfel schneiden.
2. Eine beschichtete Pfanne erhitzen, die Walnüsse darin ca. 1 Minute ohne Fett anrösten und danach aus der Pfanne nehmen. Anschließend das Rapsöl in die heiße Pfanne geben, die Tofuwürfel darin ca. 4–5 Minuten scharf anbraten und mit Currypulver, Salz und Pfeffer würzen.
3. Die Kirschtomaten waschen, vom Strunk befreien und vierteln. Den Salat und den Radicchio zerteilen, waschen und trocken schütteln. Den Spinat verlesen, waschen und abtropfen lassen. Die Schalotte schälen und in feine Streifen schneiden.
4. Die Sojasoße mit dem Balsamicoessig und Walnussöl zu einem Dressing verrühren und dieses mit Salz, Pfeffer und Chilipulver abschmecken.
5. Die Tomaten mit den Salat- und Spinatblättern sowie den Schalotten in eine große Schüssel geben und mischen. Die Tofuwürfel und Walnüsse zugeben, das Dressing darübergießen und alles gut vermischen.
6. Den Salat auf 2 Tellern anrichten und servieren.

Nährwerte pro Portion:
468 kcal, 37,5 g Fett, 8,5 g Kohlenhydrate, 24 g Eiweiß, 6,5 g Ballaststoffe

Grünkohlsalat mit Apfel

Für 2 Personen
Zubereitungszeit:
35 Minuten

Zutaten

Für den Salat
- 500 g Grünkohl
- 1 EL Olivenöl
- Salz
- 30 g Mandeln
- 1 roter Apfel
- 1 EL Cranberrys, getrocknet

Für das Dressing
- 2 EL Hummus
- 1 TL Ingwerpulver
- 1 TL Zitronensaft
- 1 TL Senf
- 2 EL Olivenöl
- Salz & Pfeffer

Zubereitung

1. Den Backofen auf 200 °C Oberhitze (Grillstufe) vorheizen.
2. Den Grünkohl gründlich waschen. Die dicken Stiele abtrennen und die Blätter in mundgerechte Stücke teilen.
3. Die Grünkohlblätter auf einem Backblech verteilen. Mit etwas Olivenöl benetzen und salzen. 5 Minuten im Ofen garen. Dann vom Backblech nehmen und beiseitestellen.
4. Die Mandeln auf das Backblech geben und kurz im Ofen rösten, dann herausnehmen, abkühlen lassen und grob hacken.
5. Für das Dressing den Hummus mit Ingwerpulver, Zitronensaft und Senf in eine Schüssel geben und mit einem Schneebesen verrühren. Dabei nach und nach das Olivenöl hinzufügen, bis eine cremige Konsistenz entsteht. Mit Salz und Pfeffer abschmecken.
6. Den Grünkohl mit dem Dressing verrühren.
7. Den Apfel putzen, schälen und in größere, längliche Stücke schneiden.
8. Den Grünkohl auf 2 Tellern verteilen, die Mandeln, Apfelstücke und Cranberrys darauf verteilen und servieren.

Nährwerte pro Portion:
424 kcal, 26,5 g Fett, 26 g Kohlenhydrate, 16 g Eiweiß, 14,5 g Ballaststoffe

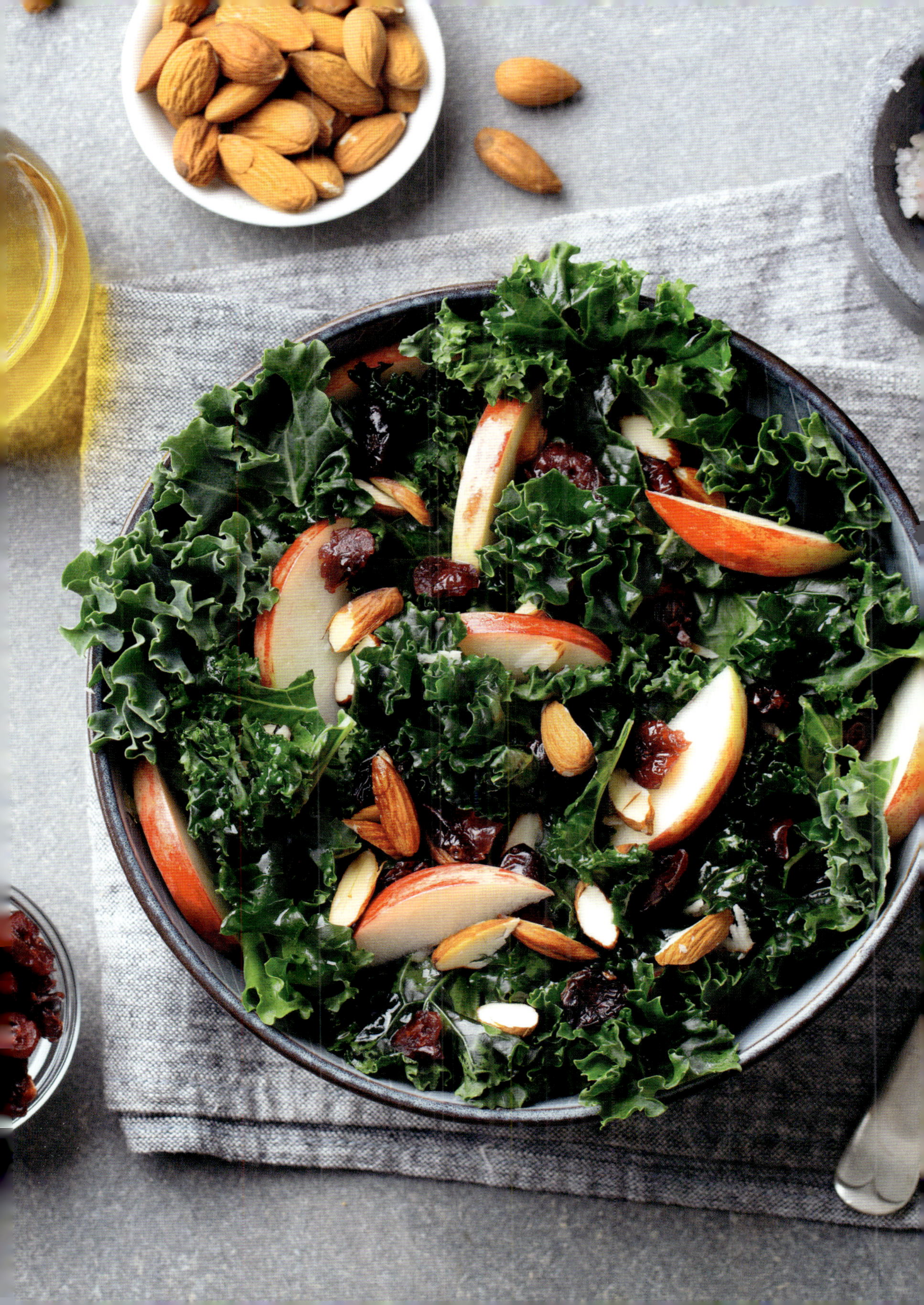

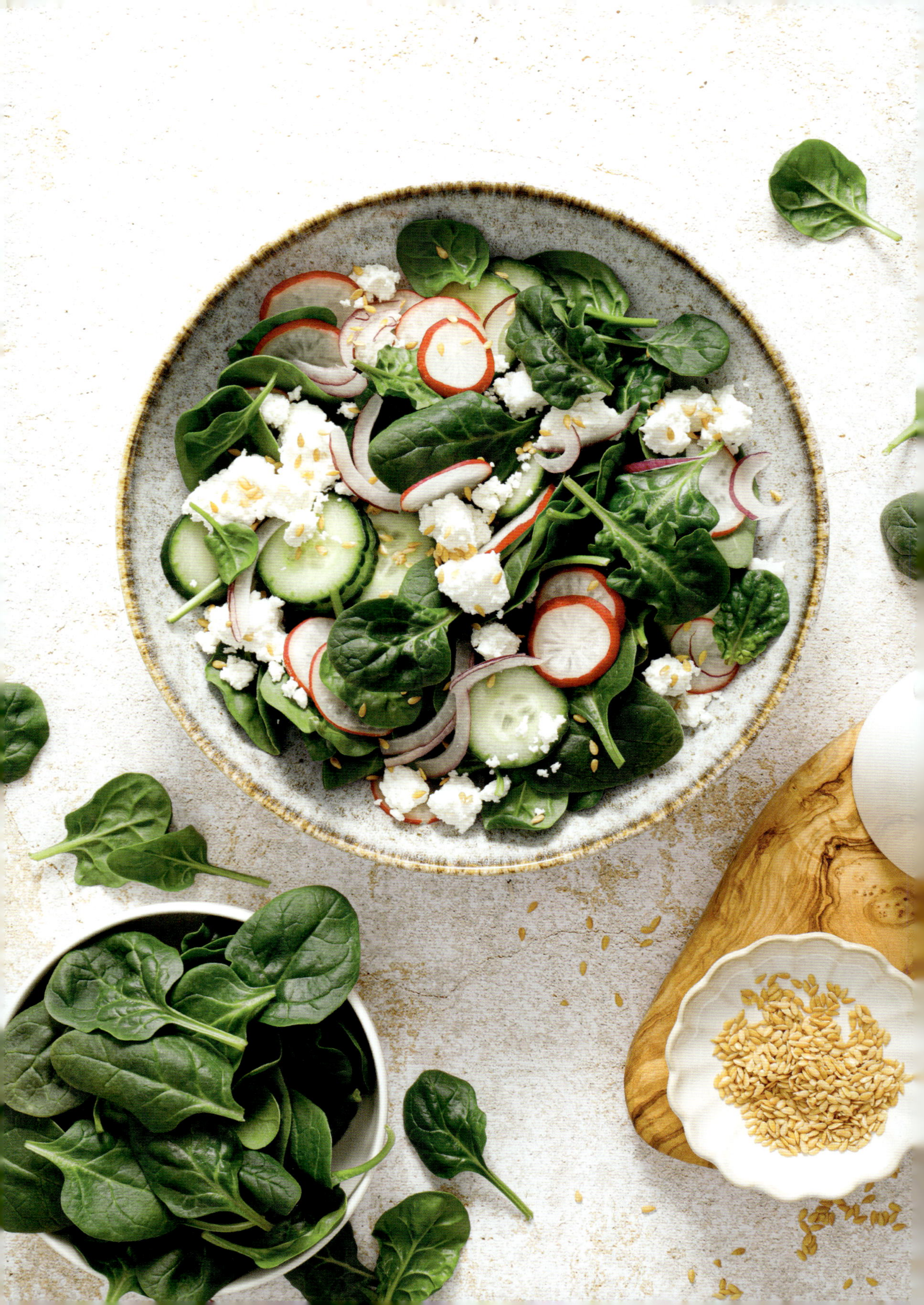

Spinatsalat mit Hüttenkäse

Für 2 Personen
Zubereitungszeit:
25 Minuten

Zutaten

- 200 g Babyspinat
- ½ Bund Radieschen
- ½ Salatgurke
- 1 rote Zwiebel
- 1 EL Sesam
- 1 EL Rotweinessig
- 2 EL Aceto balsamico, dunkel
- 2 EL Olivenöl
- 1 TL Senf
- 1 TL Honig
- Salz & Pfeffer
- 100 g Hüttenkäse

Zubereitung

1. Den Babyspinat waschen und trocken schütteln. Die Radieschen und die Gurke waschen, putzen und in Scheiben schneiden. Die Zwiebel schälen und in feien Streifen schneiden.
2. Den Sesam in einer Pfanne ohne Öl anrösten, dann herausnehmen und beiseitestellen.
3. Den Rotweinessig mit dem Balsamico, Olivenöl, Senf, Honig sowie etwas Salz und Pfeffer zu einem Dressing verrühren.
4. Den Spinat mit den Radieschen, Gurken und Zwiebelstreifen in eine Schüssel geben und mit dem Dressing vermengen.
5. Zum Anrichten den Salat in 2 in Schüsseln füllen. Den Hüttenkäse daraufkrümeln und den Sesam darüberstreuen.

Nährwerte pro Portion:
249 kcal, 15,5 g Fett, 14 g Kohlenhydrate, 11,5 g Eiweiß, 5 g Ballaststoffe

Couscous-Salat mit Feigen und Halloumi

Für 2 Personen
Zubereitungszeit:
30 Minuten

Zutaten

- 100 g grüne Bohnen
- Salz
- 1 Schalotte
- 80 g Couscous
- 125 ml Wasser
- 1 TL Butter
- 1 EL Ras el Hanout
- 1 Bio-Zitrone
- ½ Chilischote
- 50 g Tomaten, getrocknet
- 1 Stiel Minze
- 100 g Halloumi
- 2 TL Olivenöl
- Pfeffer
- 3 Feigen
- 1 EL Himbeeressig
- 1 EL weiße Balsamico-Creme
- 1 TL Honig

Zubereitung

1. Die Bohnen putzen, waschen und 2–3 Minuten in kochendem Salzwasser blanchieren.
2. Die Schalotte schälen und fein würfeln.
3. Den Couscous in einen Topf geben. Wasser, Butter, Ras el Hanout und Schalottenwürfel hinzufügen. Das Ganze aufkochen lassen und gut vermengen. Danach vom Herd nehmen und den Couscous etwa 5 Minuten quellen lassen.
4. Die Zitrone heiß abwaschen und trocken reiben, dann auspressen und die Schale abreiben. Die Chilischote waschen, vom Kerngehäuse befreien und fein hacken. Die getrockneten Tomaten etwas zerkleinern. Die Minze waschen, trocken schütteln und die Blättchen vom Stiel zupfen.
5. Den Halloumi in einer beschichteten Grillpfanne in 1 TL Olivenöl von allen Seiten 3–4 Minuten anbraten. Aus der Pfanne nehmen und mit etwas Salz und Pfeffer würzen.
6. Die Feigen säubern und vierteln. Das restliche Olivenöl in der Pfanne erhitzen und die Feigen bei milder Hitze vorsichtig braten. Dabei den Himbeeressig, die Balsamico-Creme und den Honig hinzufügen.
7. Den Couscous leicht salzen und mit Zitronensaft und -abrieb sowie der Chili würzen. Dann mit den Bohnen

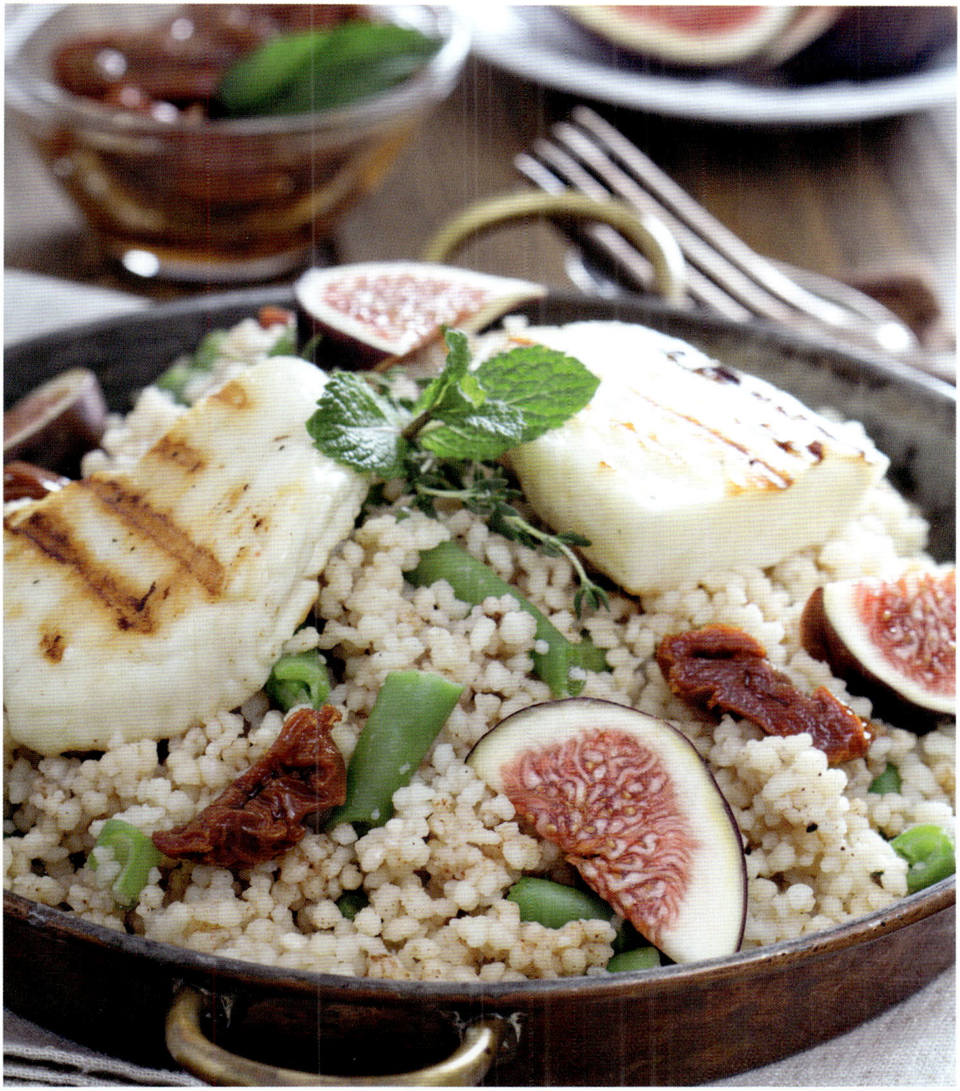

sowie den getrockneten Tomaten vermengen und auf 2 Teller geben.

8. Die Feigen und den Halloumi darauf verteilen, mit den Minzeblättchen anrichten und servieren.

Nährwerte pro Portion:
511 kcal, 22,5 g Fett, 52,5 g Kohlenhydrate, 22,5 g Eiweiß, 8 g Ballaststoffe

Hauptspeisen

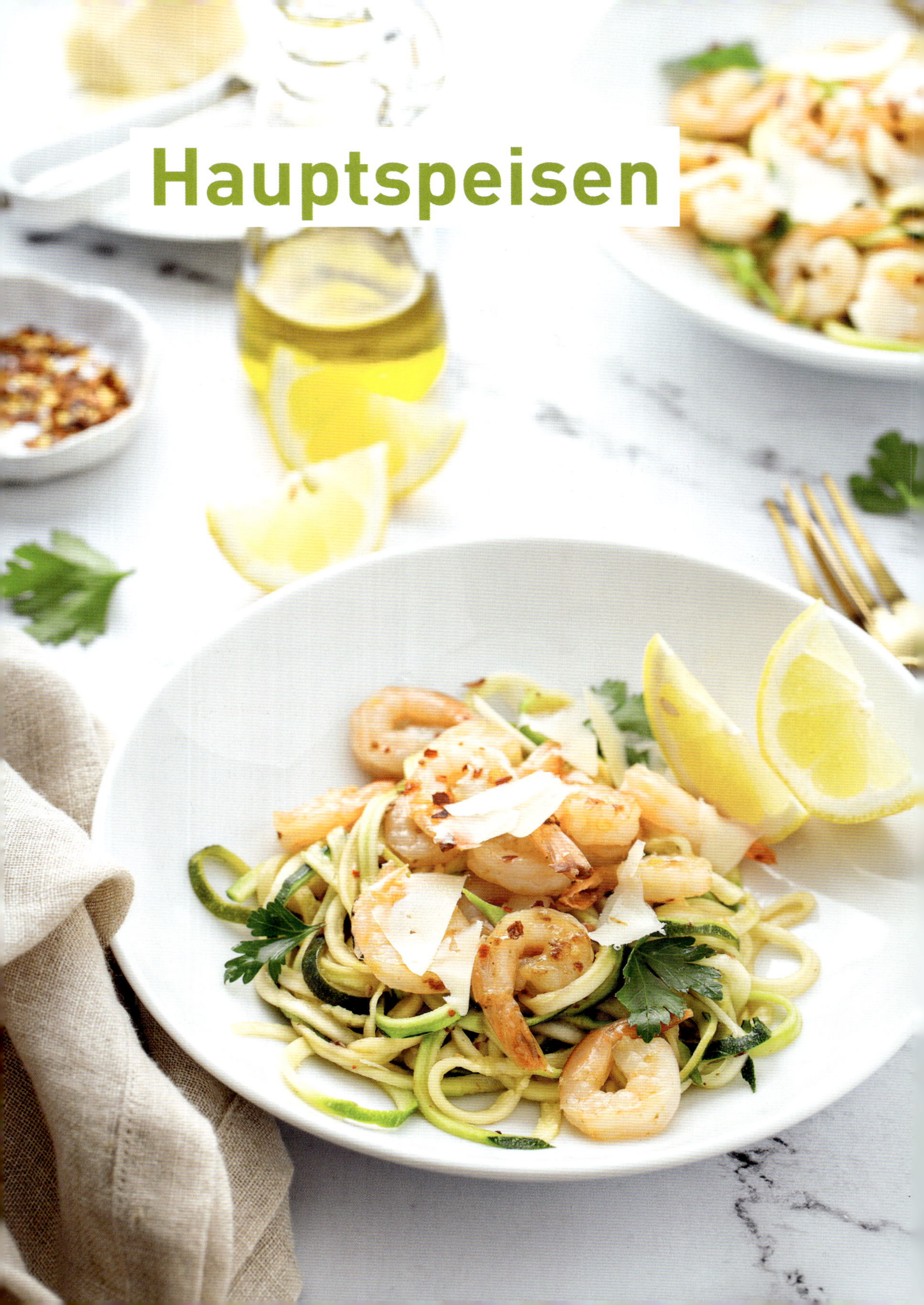

Zucchininudeln mit Garnelen

Für 2 Personen
Zubereitungszeit:
30 Minuten

Zutaten

- 2 Zucchini
- 1 Bio-Zitrone
- 2 Stiele Blattpetersilie
- 400 g Garnelen, küchenfertig
- Salz & Pfeffer
- 1 TL Chiliflocken
- 2 EL Olivenöl
- Muskatnuss, frisch gerieben
- 50 g Parmesan

Zubereitung

1. Die Zucchini waschen, Stielansatz abschneiden und mit einem Spiralschneider in Spaghetti-Form schneiden. Die Zitrone heiß abwaschen und trocken reiben, eine Hälfte in Spalten schneiden, die andere auspressen. Die Petersilie waschen, trocken schütteln, die Blättchen von den Stielen zupfen und etwas zerkleinern.
2. Die Garnelen gut abwaschen und trocken tupfen, dann salzen und pfeffern und mit den Chiliflocken würzen. Die Hälfte des Öls in einer Pfanne erhitzen und die Garnelen bei mittlerer Hitze so lange anbraten, bis die Garnelen kross sind.
3. In der Zwischenzeit das restliche Olivenöl in einer weiteren Pfanne erhitzen und die Zucchininudeln darin 2–3 Minuten schwenken. Mit Salz, Pfeffer und Muskatnuss würzen.
4. Die Zucchininudeln mit den gebratenen Garnelen auf 2 vorgewärmten Tellern anrichten. Mit dem Zitronensaft beträufeln, die Petersilie darüberstreuen und den Parmesan frisch darüberhobeln. Mit den Zitronenspalten anrichten und servieren.

Nährwerte pro Portion:
462 kcal, 23,5 g Fett, 9,5 g Kohlenhydrate, 52,5 g Eiweiß, 2,5 g Ballaststoffe

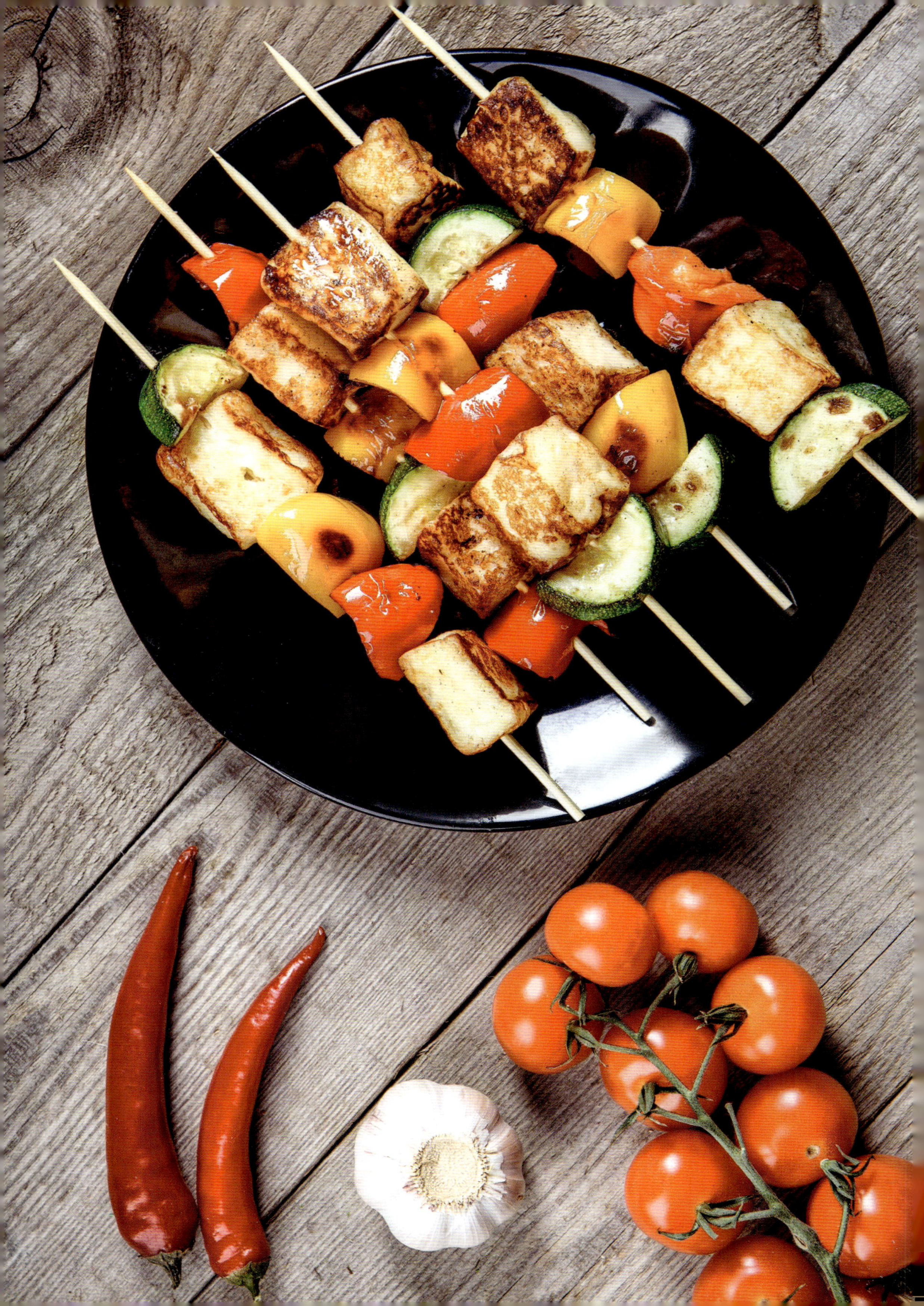

Halloumi-Grillspieß

Für 2 Personen
Zubereitungszeit:
25 Minuten + Ziehzeit

Zutaten

- 200 g Halloumi
- 1 kleine Zucchini
- ½ rote Paprikaschote
- ½ gelbe Paprikaschote
- 1 rote Zwiebel
- 2 Knoblauchzehen
- 2 EL Olivenöl
- 1 TL Oregano
- 1 TL Thymian
- 1 Msp. Chilipulver
- Salz & Pfeffer

Zubereitung

1. Den Halloumi in ca. 2 cm große Würfel schneiden. Die Zucchini waschen, putzen und in knapp fingerdicke Scheiben schneiden. Beide Paprikaschoten waschen, vierteln, entkernen und in etwa 3 cm große Stücke schneiden. Die Zwiebel schälen und vierteln. Alles abwechselnd auf Holzspieße stecken.
2. Den Knoblauch abziehen und fein hacken. Das Olivenöl mit Knoblauch, Oregano, Thymian, Chilipulver Salz und Pfeffer verrühren und die Spieße mit der Marinade bepinseln.
3. Die Spieße mindestens 30 Minuten in der Marinade ziehen lassen.
4. Anschließend den Grill, Backofen oder die Grillpfanne erhitzen.
5. Die Spieße etwa 10–15 Minuten grillen, bis der Halloumi goldbraun ist. Dabei mindestens einmal wenden.

Nährwerte pro Portion:
538 kcal, 41 g Fett, 11 g Kohlenhydrate, 21,5 g Eiweiß, 5 g Ballaststoffe

Kabeljaufilet mit Ratatouille

Für 2 Personen
Zubereitungszeit:
35 Minuten

Zutaten

- ½ gelbe Paprikaschote
- ½ rote Paprikaschote
- 1 kleine Zucchini
- 1 rote Zwiebel
- 1 EL Kapern
- 1 Knoblauchzehe
- 2 Zweige Rosmarin
- ½ Bio-Zitrone
- 1 TL Olivenöl
- Salz & Pfeffer
- 200 g stückige Tomaten, aus der Dose
- 2 Kabeljaufilets à ca. 200 g
- 1 EL Butter

Zubereitung

1. Die Paprikaschoten mit einem Sparschäler schälen, vierteln und die Kerngehäuse entfernen. In Würfel schneiden. Die Zucchini waschen, putzen, längs halbieren und das weiche Innere mit den Kernen herausschneiden, dann die Zucchini würfeln. Die Zwiebel schälen, halbieren und in Streifen schneiden. Die Kapern grob hacken. Die Knoblauchzehe schälen und fein würfeln. Die Rosmarinzweige waschen und trocken schütteln. Die Zitrone heiß abwaschen, trocken tupfen und vierteln.
2. Das Olivenöl in einer Pfanne erhitzen und zunächst die Zwiebel darin anschwitzen. Paprika- und Zucchiniwürfel hinzufügen und leicht anbraten. Das Gemüse salzen und pfeffern. Den Knoblauch mit in die Pfanne geben und die Kapern unterrühren. Zuletzt die stückigen Tomaten in die Pfanne geben und alles gut vermengen. Die Rosmarinzweige darauflegen. Das Gemüse mindestens 8 Minuten bei milder Hitze schmoren lassen.
3. Unterdessen die Kabeljaufilets waschen, trocken tupfen und die Haut mehrmals leicht anritzen. Die Butter in einer beschichteten Pfanne erhitzen und die Filets auf der Hautseite darin anbraten. Nach 2–3 Minuten wenden. Den Fisch während der Garzeit salzen und die geviertelte Zitrone mit in die Pfanne legen.
4. Das Ratatouille auf 2 Tellern anrichten, den Kabeljau darauflegen und servieren.

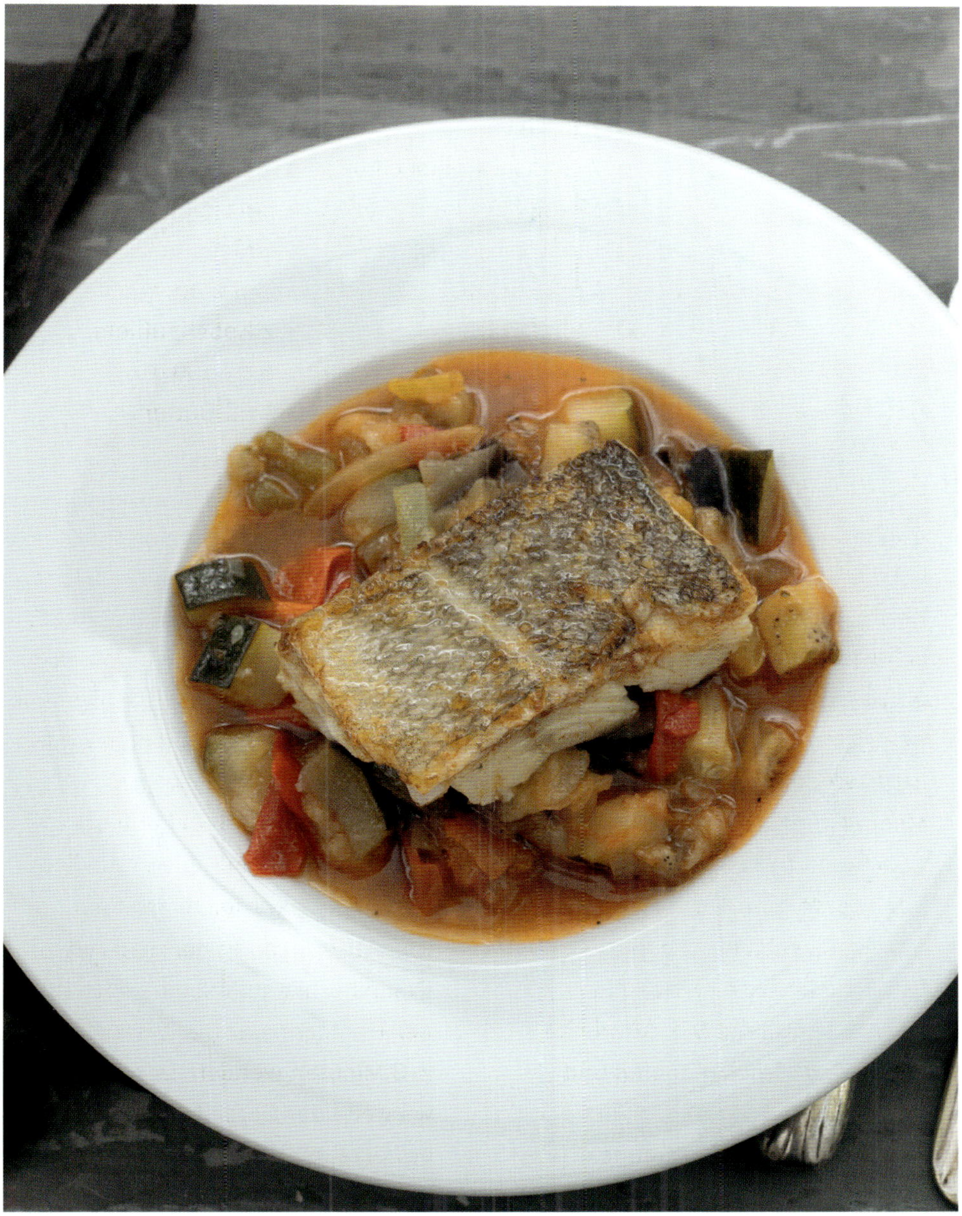

Nährwerte pro Portion:

282 kcal, 6,5 g Fett, 15 g Kohlenhydrate, 39,5 g Eiweiß, 6 g Ballaststoffe

Hähnchenschnitzel mit Kohlsalat

Für 2 Personen
Zubereitungszeit:
40 Minuten

Zutaten

- 200 g Spitzkohl
- 2 Möhren
- ½ Bund Frühlingszwiebeln
- ½ Bund Radieschen
- 2 EL Rapsöl
- ½ TL Muskatnuss, frisch gemahlen
- ½ TL Kümmel, gemahlen
- 2 EL Aceto balsamico, dunkel
- Salz & Pfeffer
- 50 g saure Sahne
- 50 g Schlagsahne
- 1 Stück Ingwer, walnussgroß
- 400 g Hähnchenbrust
- 1 Ei, Größe M
- 1 TL Oregano, getrocknet
- 1 Msp. Paprikapulver
- 1 Msp. Zimt

Zubereitung

1. Den Spitzkohl vom Strunk befreien und fein hobeln. Die Möhren schälen und in feine Streifen hobeln, die Frühlingszwiebeln waschen, putzen und in feine Röllchen schneiden. Die Radieschen waschen, putzen und hobeln.
2. 1 EL Öl in einer beschichteten Pfanne erhitzen und den Kohl darin ca. 5 Minuten braten. Anschließend mit Muskatnuss, Kümmel, Aceto balsamico, Salz und Pfeffer würzen und beiseitestellen.
3. Die Möhren und Radieschen in eine Schüssel geben, mit der sauren Sahne und der Schlagsahne mischen. Den Spitzkohl unterrühren und mit Salz und Pfeffer abschmecken. Den Salat bis zum Servieren kalt stellen.
4. Den Ingwer schälen und in kleine Würfel schneiden. Die Hähnchenbrust waschen, trocken tupfen und sehr fein würfeln oder durch den Fleischwolf drehen. Das Hähnchenfleisch mit Ingwer, Ei und Oregano gut vermengen. Anschließend mit Paprikapulver, Zimt, Salz und Pfeffer würzen. Aus der Masse 4 kleine Schnitzel formen.
5. Das restliche Öl in einer beschichteten Pfanne erhitzen und die Hähn-

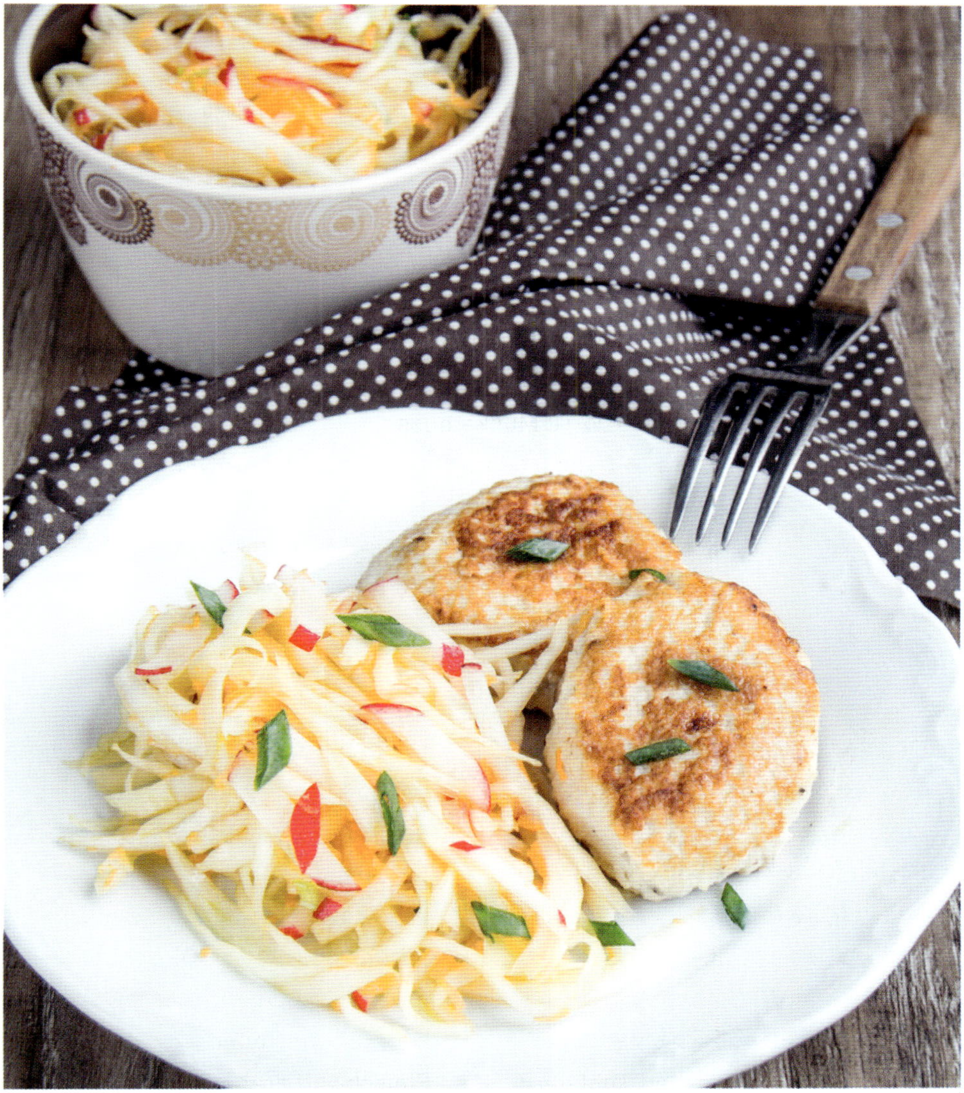

chenschnitzel etwa 4–5 Minuten von jeder Seite anbraten.

6. Zusammen mit dem Kohlsalat auf 2 Tellern anrichten und mit den Frühlingszwiebeln garnieren.

Nährwerte pro Portion:

555 kcal, 28,5 g Fett, 24,5 g Kohlenhydrate, 52,5 g Eiweiß, 7,5 g Ballaststoffe

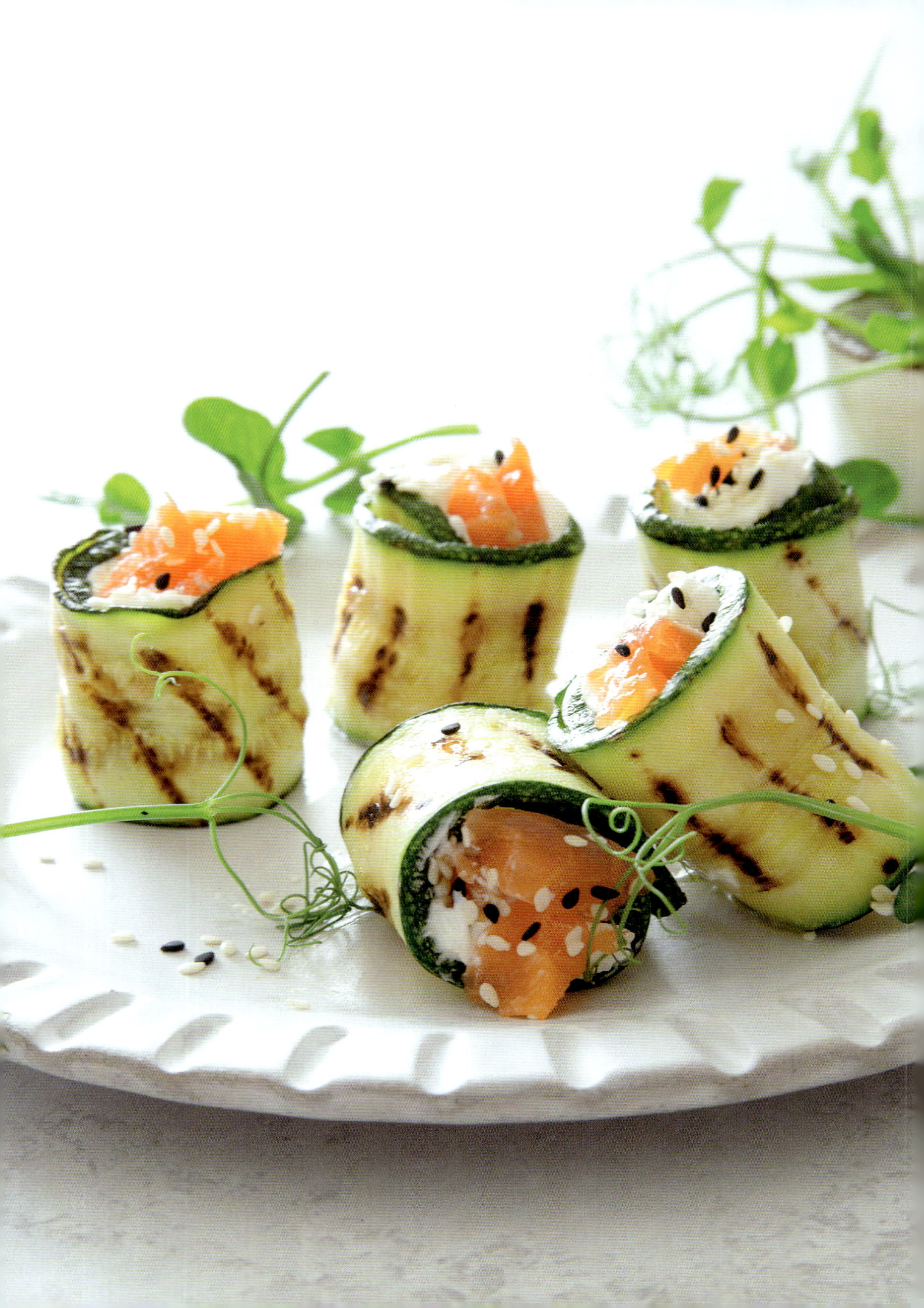

Zucchinröllchen mit Lachs

Für 2 Personen
Zubereitungszeit:
25 Minuten

Zutaten

- 1 Zucchini
- 2 Stiele Schnittlauch
- 200 g Frischkäse, 20 % Fett i. Tr.
- Meerrettich, nach Belieben
- Salz & Pfeffer
- 150 g Lachs, geräuchert
- 1 TL Zitronensaft, frisch
- 1 EL Sesam, gemischt weiß und schwarz
- optional: Spargelsprossen zum Garnieren

Zubereitung

1. Die Zucchini waschen, putzen und längs in ca. 5 mm dicke Scheiben schneiden. Den Schnittlauch waschen, trocken schütteln und sehr fein hacken.
2. Eine beschichtete Grillpfanne erhitzen und die Zucchinischeiben darin von beiden Seiten kurz anbraten. Dann herausnehmen.
3. Den Frischkäse mit dem Schnittlauch verrühren und mit etwas Meerrettich, Salz und Pfeffer abschmecken.
4. Die angebratenen Zucchinischeiben mit der Frischkäsemischung bestreichen, den Lachs darauf verteilen und zusammenrollen.
5. Mit dem Zitronensaft beträufeln und den Sesam darüberstreuen. Wenn gewünscht, mit Spargelsprossen dekorieren und servieren.

Nährwerte pro Portion:
256 kcal, 12 g Fett, 5,5 g Kohlenhydrate, 31 g Eiweiß, 2 g Ballaststoffe

Gefüllte Paprikaschoten

Für 2 Personen
Zubereitungszeit:
45 Minuten

Zutaten

- 80 g Quinoa
- 200 ml Gemüsebrühe
- 2 rote Paprikaschoten
- 2 Tomaten
- ½ Chilischote
- 2 Schalotten
- 3 Stiele Basilikum
- 50 g schwarze Oliven
- 2 TL Olivenöl
- Salz & Pfeffer

Zubereitung

1. Die Quinoa in der Gemüsebrühe gar kochen.
2. Den Backofen auf 180 °C Ober-/Unterhitze vorheizen.
3. Während die Quinoa kocht die Deckel der Paprikaschoten abschneiden, waschen und die Schoten aushöhlen. Die Deckel beiseitelegen.
4. Die Tomaten waschen, vom Strunk befreien und würfeln. Die Chilischote waschen, entkernen und fein würfeln. Die Schalotten schälen und fein würfeln. Das Basilikum waschen und trocken schütteln. Die Blättchen von den Stielen zupfen, einige zur Dekoration beiseitelegen, den Rest hacken. Die Oliven in Scheiben schneiden.
5. Das Öl in einer Pfanne erhitzen und die Schalotten darin anschwitzen. Gegarte Quinoa, Tomaten, Chili, gehacktes Basilikum und Oliven dazugeben und alles vermengen. Mit Salz und Pfeffer abschmecken.
6. Die Paprikaschoten mit der Masse befüllen und in eine Auflaufform setzen. Die Deckel daraufsetzen und im vorgeheizten Ofen circa 25 Minuten backen.
7. Mit den Basilikumblättchen anrichten und servieren.

Nährwerte pro Portion:
380 kcal, 18 g Fett, 43 g Kohlenhydrate, 10 g Eiweiß, 12,5 g Ballaststoffe

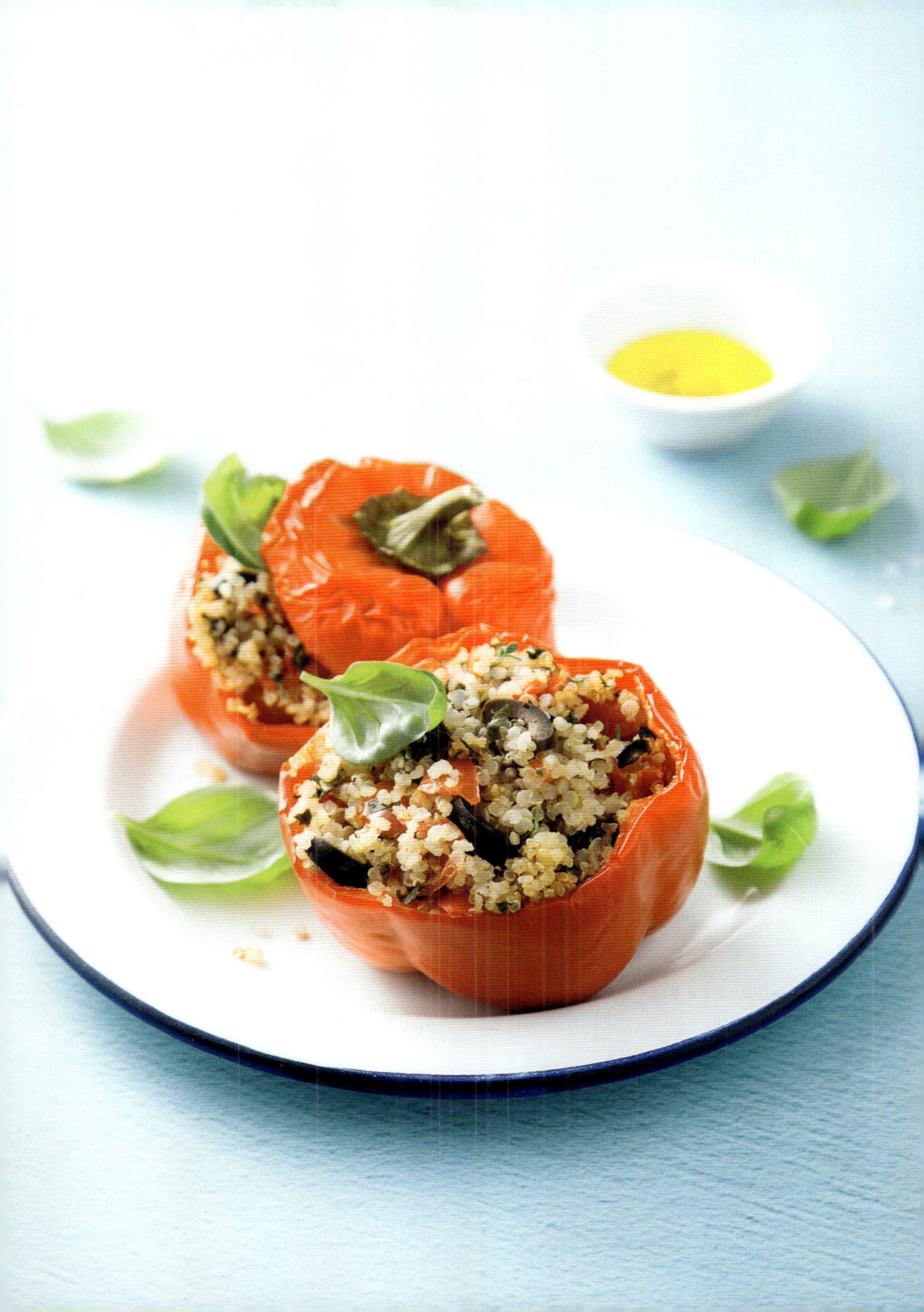

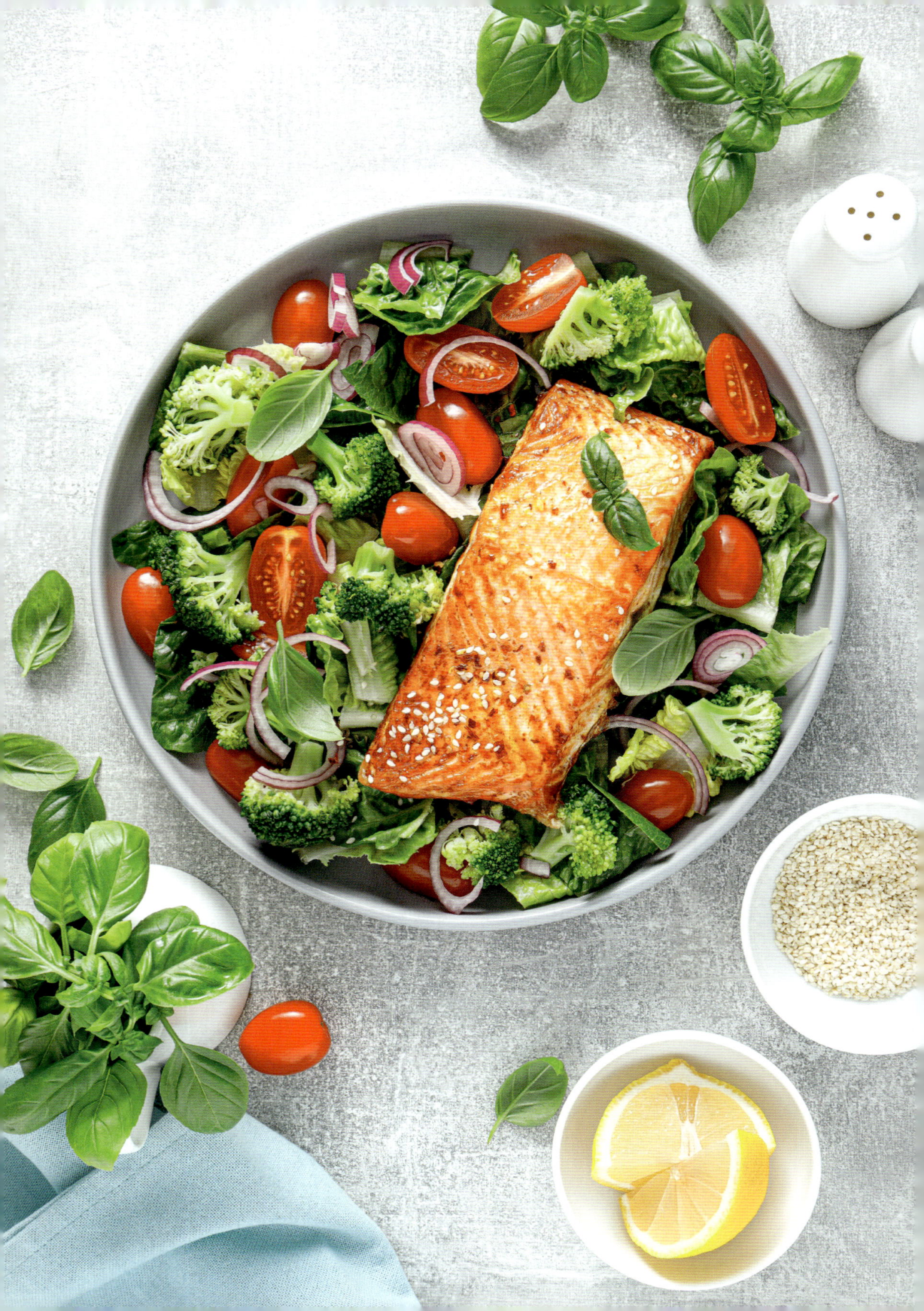

Gegrillter Lachs mit Brokkoli-Tomaten-Gemüse

Für 2 Personen
Zubereitungszeit: 40 Minuten

Zutaten

- ½ Zitrone
- 400 g Lachsfilet
- Salz & Pfeffer
- 1 TL Chiliflocken
- 1 TL Olivenöl
- 1 EL Sesam, weiß
- 300 g Brokkoli
- 150 g Kirschtomaten
- 100 g Salat, z. B. Eisbergsalat
- 1 rote Zwiebel
- 2 Stiele Basilikum
- 2 EL Kürbiskernöl

Zubereitung

1. Den Backofen auf 200 °C Umluft vorheizen.
2. Die Zitrone auspressen.
3. Den Lachs mit Salz und Pfeffer sowie den Chiliflocken würzen, mit dem Olivenöl und Zitronensaft einreiben und in eine ofenfeste Form legen. 20–30 Minuten im Ofen garen.
4. Währenddessen den Sesam in einer beschichteten Pfanne goldbraun rösten, dann aus der Pfanne nehmen und beiseitestellen.
5. Den Brokkoli in kleine Röschen teilen und 1–2 Minuten im kochenden Wasser blanchieren, anschließend in eine Schüssel geben und abkühlen lassen.
6. Die Kirschtomaten waschen und halbieren. Den Salat waschen, trocken schütteln und zerkleinern. Die Zwiebel schälen und in feine Streifen schneiden. Das Basilikum waschen, trocken schütteln und die Blättchen von den Stielen zupfen. Alles zu dem Brokkoli in die Schüssel geben und vermischen. Das Kürbiskernöl über das Gemüse geben und mit Salz und Pfeffer abschmecken.
7. Das Gemüse in 2 Schalen verteilen, den gegarten Lachs darauflegen und den Sesam darüberstreuen.

Nährwerte pro Portion:
480 kcal, 28 g Fett, 11,5 g Kohlenhydrate, 45 g Eiweiß, 8 g Ballaststoffe

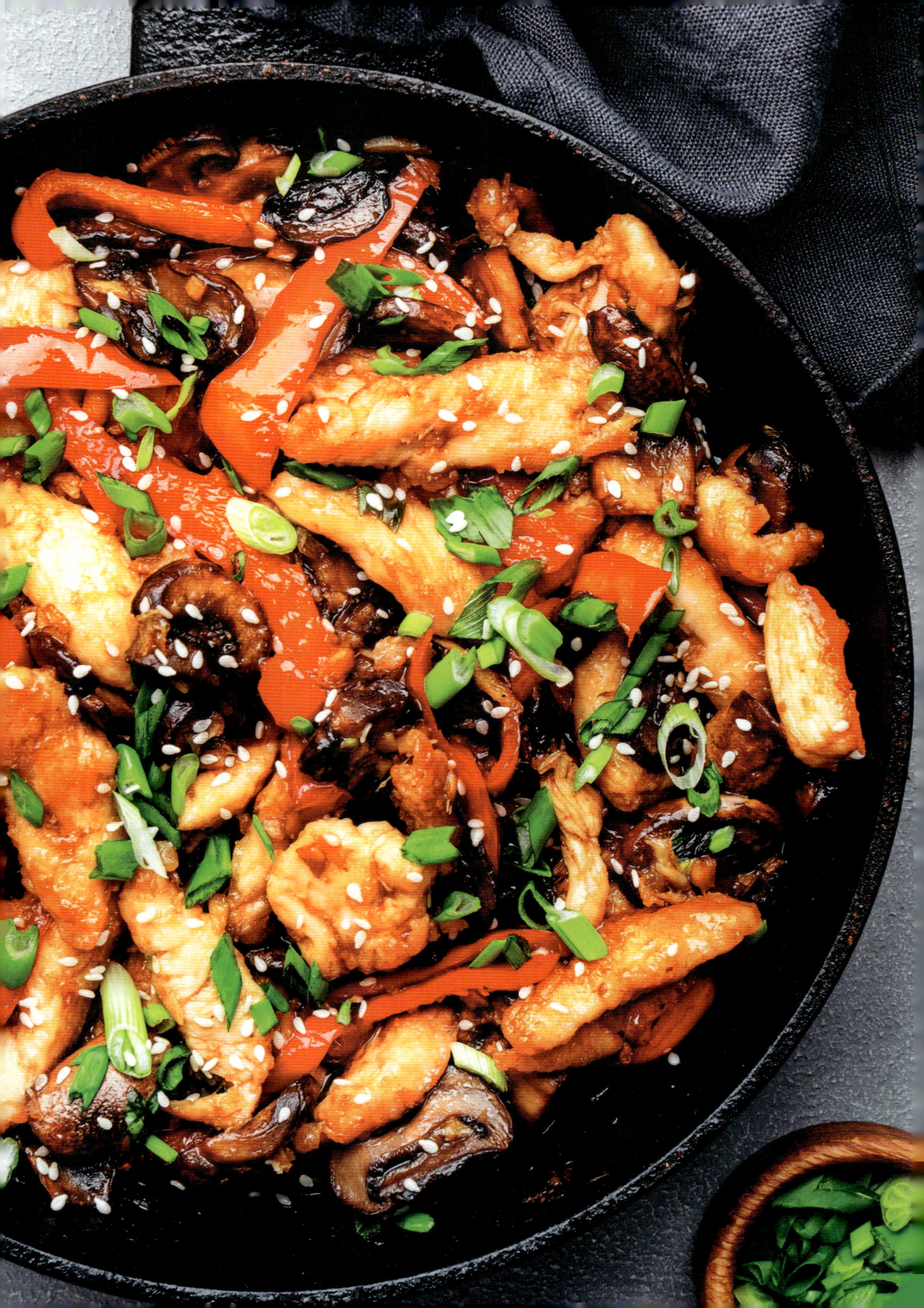

Asia-Hähnchenpfanne

Für 2 Personen
Zubereitungszeit: 40 Minuten

Zutaten

- 300 g Hähnchenbrustfilet
- ½ Chilischote
- 1 rote Paprikaschote
- 200 g Mu-Err Pilze
- 1 Stück Ingwer, walnussgroß
- 1 EL Kokosöl
- 1 TL Kurkumapulver
- 1 TL Currypulver
- Salz & Pfeffer
- 4 EL Teriyaki-Soße
- 1 TL Honig
- 200 ml Kokosmilch
- 2 Stiele Koriander
- 2 Frühlingszwiebeln
- 1 EL Sesam, weiß

Zubereitung

1. Das Hähnchenbrustfilet waschen, trocken tupfen und in mundgerechte Stücke schneiden. Die Chilischote putzen, waschen und fein hacken. Die Paprikaschote putzen, waschen und in feine Streifen schneiden. Die Mu-Err Pilze putzen und in Scheiben schneiden. Den Ingwer schälen und reiben.
2. Das Fleisch in dem Kokosöl in einer hohen Pfanne bei mittlerer Hitze anbraten. Gegen Ende mit der gehackten Chilischote, Kurkuma, Curry, Salz und Pfeffer sowie Teriyaki-Soße und Honig würzen. Aus der Pfanne nehmen und zur Seite stellen.
3. Paprikastreifen, Pilze und geriebenen Ingwer zusammen mit der Kokosmilch in die heiße Pfanne geben, erhitzen und etwas köcheln lassen.
4. Den Koriander und die Frühlingszwiebeln waschen und fein hacken. Zusammen mit dem Hähnchen zum Curry geben, abschmecken und nach Belieben mit Salz und Pfeffer nachwürzen und nochmals etwa 5–8 Minuten garen.
5. Zum Schluss den Sesam darüberstreuen und dann servieren.

Nährwerte pro Portion:
575 kcal, 33,5 g Fett, 28,5 g Kohlenhydrate, 40 g Eiweiß, 5,5 g Ballaststoffe

Auberginen-Shakshuka

Für 2 Personen
Zubereitungszeit:
30 Minuten

Zutaten

- 500 g Kirschtomaten
- 3 Zwiebeln
- 2 Knoblauchzehen
- 80 g Tomatenmark
- 1 Msp. Oregano, getrocknet
- 1 Msp. Thymian, getrocknet
- ½ TL Chiliflocken
- 1 TL Harissa-Paste
- ½ Bund Blattpetersilie
- 1 große Aubergine
- 4 Eier, Größe M
- Salz & Pfeffer

Zubereitung

1. Den Backofen auf 200 °C Umluft vorheizen.
2. Die Tomaten waschen, halbieren, vom Strunk befreien und in 2 cm große Würfel schneiden. Die Zwiebeln und den Knoblauch schälen und in feine Würfel schneiden. Tomaten, Zwiebeln, Knoblauch, Tomatenmark, Oregano und Thymian sowie Chiliflocken und Harissa-Paste in eine Schüssel geben und vermengen.
3. Die Petersilie waschen, von den Stielen befreien und fein hacken. Die Aubergine waschen, die Enden entfernen und in 4 ca. 2 cm dicke Längsscheiben schneiden.
4. Die Auberginenscheiben in eine Auflaufform legen und mit der Tomaten-Masse bestreichen. Auf jeder Aubergine vorsichtig ein Ei aufschlagen und dieses mit etwas Salz und Pfeffer würzen.
5. Die Auberginen-Shakshuka im Ofen auf der mittleren Schiene ca. 10 Minuten backen, bis die Eier vollständig gestockt sind.
6. Anschließend auf 2 Tellern anrichten, mit der Petersilie bestreuen und servieren.

Nährwerte pro Portion:
320 kcal, 13,5 g Fett, 25 g Kohlenhydrate, 22,5 g Eiweiß, 11,5 g Ballaststoffe

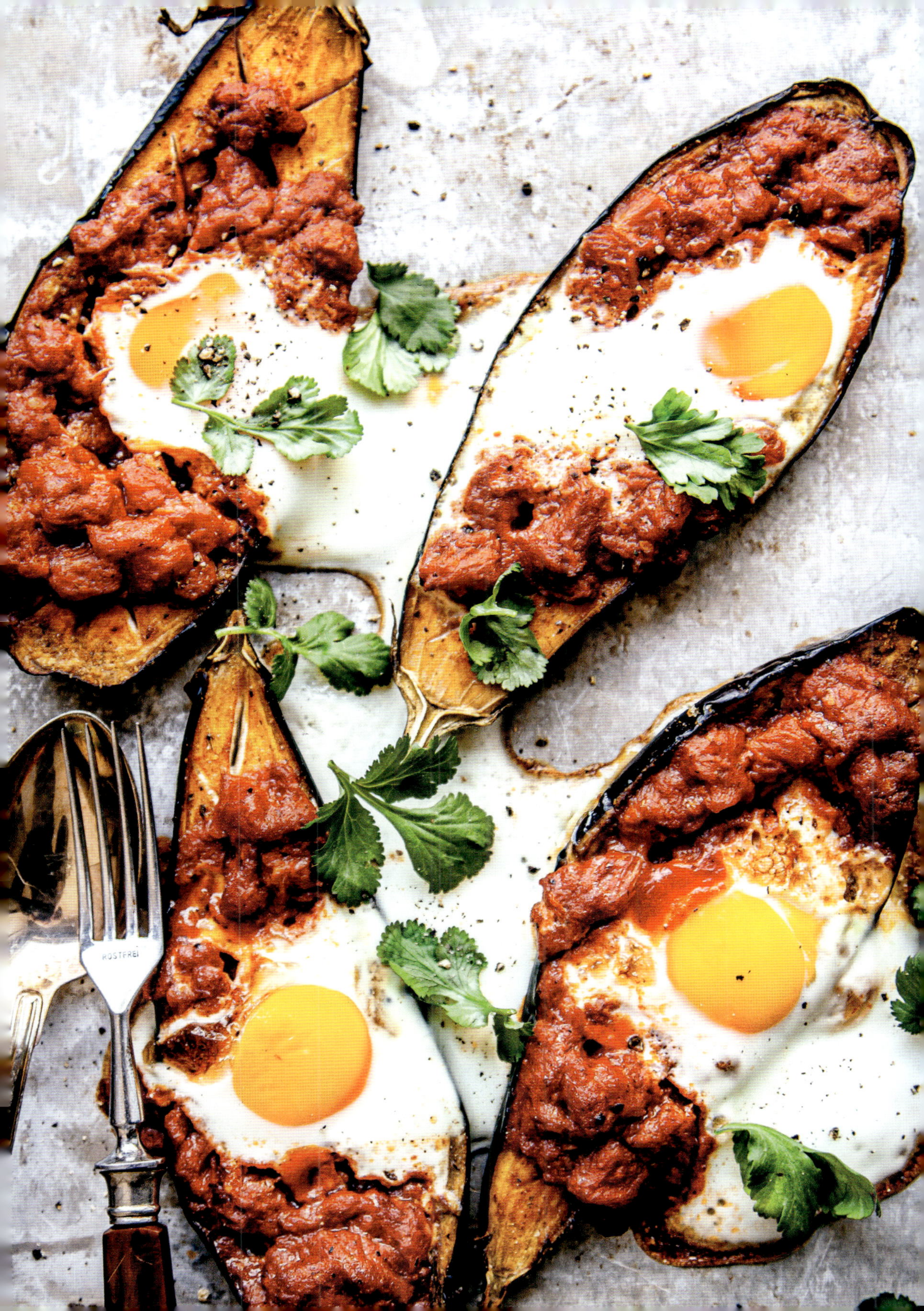
ROSTFREI

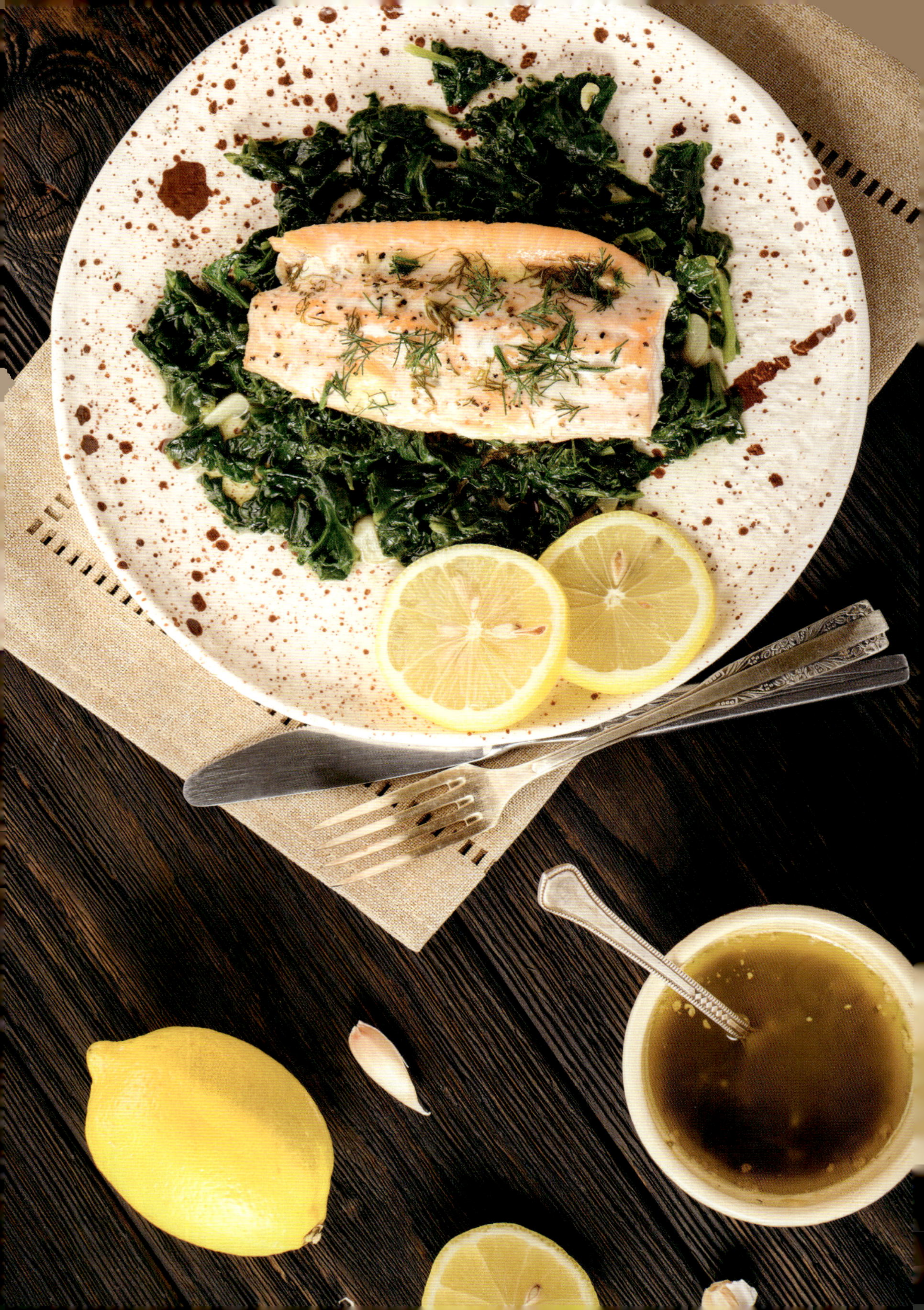

Seelachsfilet mit Spinat

Für 2 Personen
Zubereitungszeit:
30 Minuten

Zutaten

- 2 Schalotten
- 1 Knoblauchzehe
- Salz
- 250 g Blattspinat
- 1 Bio-Zitrone
- 2 Stiele Dill
- 1 TL Rapsöl
- schwarzer Pfeffer, aus der Mühle
- 1 Prise Muskatnuss
- 400 g Seelachsfilet
- 1 EL Olivenöl

Zubereitung

1. Die Schalotten und den Knoblauch schälen, sehr fein hacken und leicht salzen. Den Spinat waschen und trocken schütteln. Die Zitrone heiß abwaschen und trocken reiben, eine Hälfte in Scheiben schneiden, die andere Hälfte auspressen. Den Dill waschen, trocken schütteln und fein hacken.
2. Das Rapsöl in einer Pfanne erhitzen und die Schalotten- und Knoblauchwürfel darin glasig andünsten. Dann den Spinat mit 1 EL Wasser zugeben und für einige Minuten andünsten. Den Zitronensaft dazugeben und mit Salz, Pfeffer und Muskatnuss abschmecken.
3. Das Seelachsfilet mit Salz und Pfeffer würzen.
4. Das Olivenöl in einer Pfanne erhitzen und den Fisch darin goldgelb anbraten, 2 Minuten auf jeder Seite reichen.
5. Das Spinatgemüse auf 2 Tellern anrichten, den Seelachs daraufgeben und mit dem Dill garnieren. Die Zitronenscheiben zum Beträufeln anlegen und servieren.

Nährwerte pro Portion:
268 kcal, 9 g Fett, 8 g Kohlenhydrate, 38 g Eiweiß, 4 g Ballaststoffe

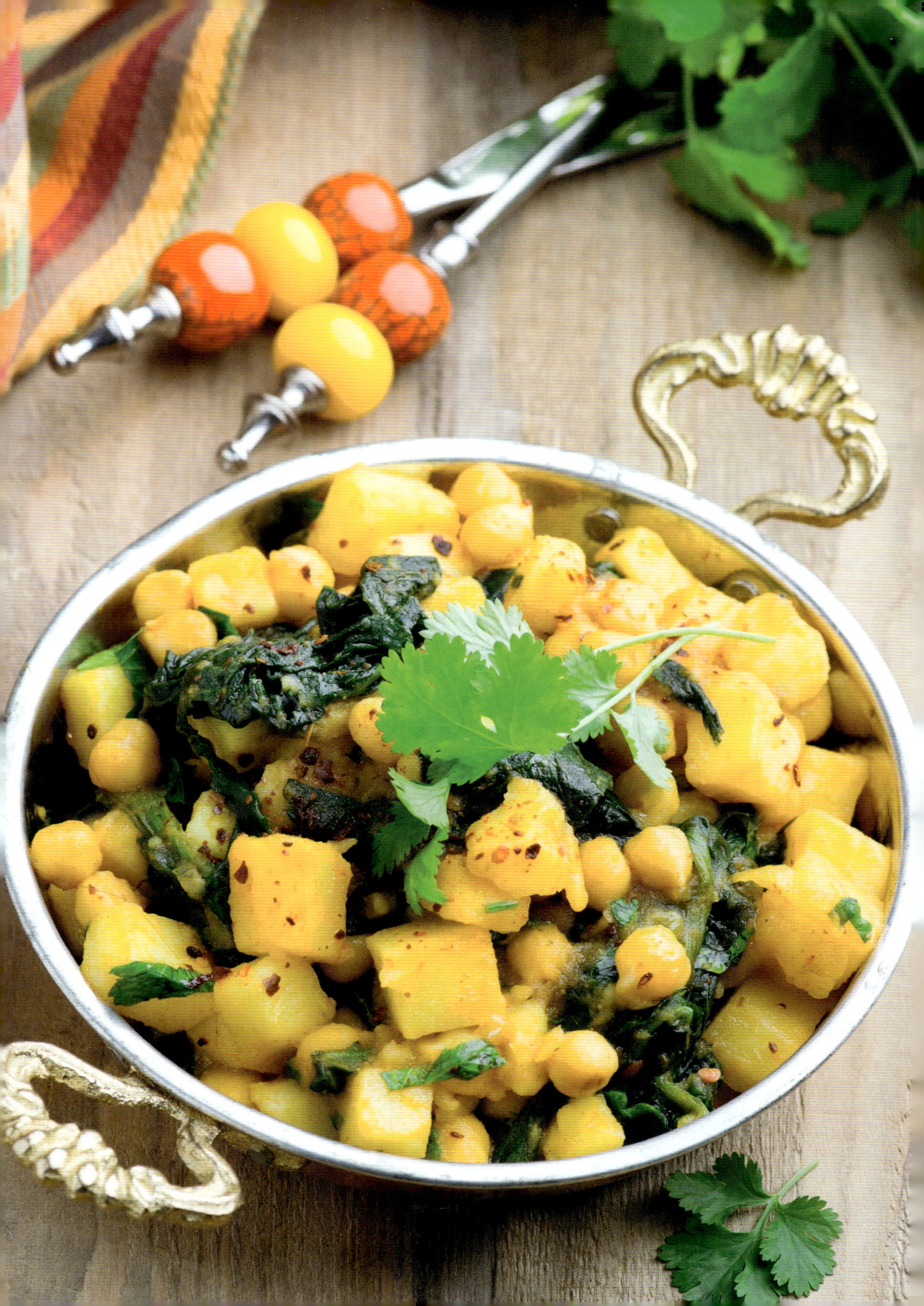

Würzige Veggie-Pfanne

Für 2 Personen
Zubereitungszeit: 30 Minuten

Zutaten

- 250 g Kichererbsen, aus der Dose
- 1 Schalotte
- 200 g Kartoffeln
- 200 g Spinat
- 2 Stiele Petersilie
- 1 EL Rapsöl
- 200 ml Kokosmilch
- 2 TL Currypulver
- 2 TL Garam Masala
- 2 TL Kurkuma
- 1 Msp. Cayennepfeffer
- ½ TL Chiliflocken
- Salz & Pfeffer

Zubereitung

1. Die Kichererbsen in ein Sieb abgießen, mit kaltem Wasser abspülen und abtropfen lassen.
2. Die Schalotte schälen klein schneiden. Die Kartoffeln schälen, waschen und klein würfeln. Den Spinat waschen und von den Stielen befreien. Die Petersilie abspülen, trocken schütteln, die Blättchen abstreifen und grob hacken.
3. Das Rapsöl in einer großen Pfanne erhitzen, Schalotten und Kartoffeln hinzufügen und etwa 4–5 Minuten dünsten.
4. Anschließend den Spinat und die Kokosmilch hinzufügen und danach die Gewürze hinzufügen. Das Ganze kurz aufkochen lassen, dann die Kichererbsen dazugeben.
5. Etwa 15 Minuten köcheln lassen, dann die gehackte Petersilie unterrühren, abschmecken und nach Belieben nachwürzen.

Nährwerte pro Portion:
538 kcal, 31 g Fett, 46 g Kohlenhydrate, 16,5 g Eiweiß, 11,5 g Ballaststoffe

Hähnchen-Gemüse-Wok

Für 2 Personen
Zubereitungszeit:
30 Minuten

Zutaten

- 1 Knoblauchzehe
- 1 Stück Ingwer, walnussgroß
- 2 Zwiebeln
- 300 g Brokkoli
- ½ rote Paprikaschote
- ½ gelbe Paprikaschote
- ½ grüne Paprikaschote
- 300 g Hähnchenbrustfilet
- 1 EL Olivenöl
- Salz & Pfeffer
- 100 ml Kokoswasser
- Sojasoße

Zubereitung

1. Den Knoblauch und Ingwer schälen und fein würfeln. Die Zwiebeln schälen und achteln. Den Brokkoli waschen und in Röschen schneiden. Die Paprikaschoten waschen, halbieren, entkernen und in kleine Stücke schneiden.
2. Das Hähnchenfleisch waschen, trocken tupfen und in mundgerechte Streifen schneiden.
3. Den Knoblauch und Ingwer in einer Pfanne in dem erhitzten Öl wenige Minuten anbraten. Das Hähnchenfleisch dazugeben und kurz anbraten.
4. Brokkoli, Paprika und Zwiebeln in die Pfanne geben und kurz mit braten. Alles leicht salzen und pfeffern.
5. Das Kokoswasser dazugießen und dünsten, bis das Gemüse gar ist.
6. Mit Salz, Pfeffer und Sojasoße abschmecken und heiß servieren.

Nährwerte pro Portion:
323 kcal, 9,5 g Fett, 24,5 g Kohlenhydrate, 41 g Eiweiß, 9,5 g Ballaststoffe

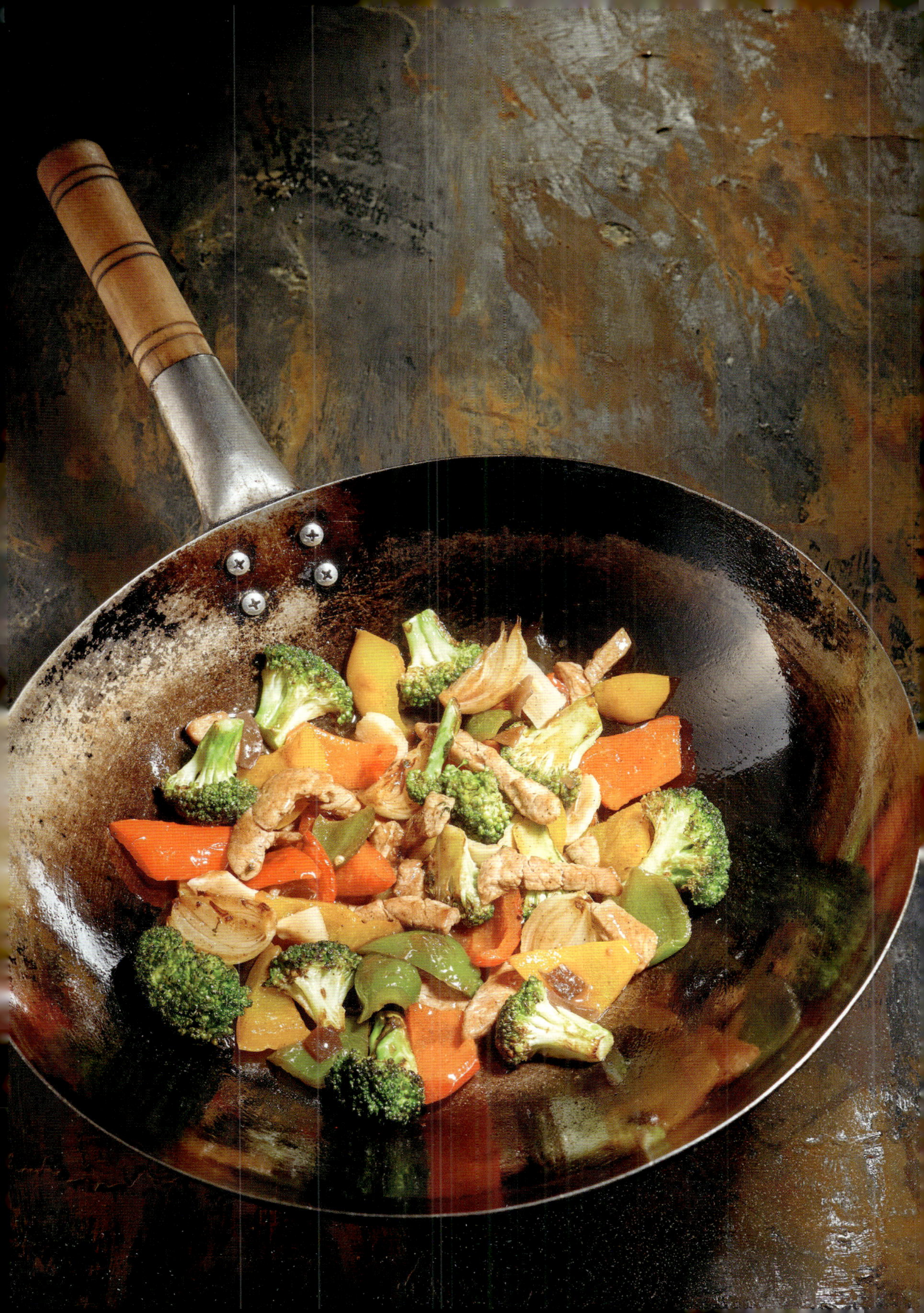

Lachs-Sashimi

Für 2 Personen
Zubereitungszeit:
20 Minuten

Zutaten

- 150 g Brokkoli
- 2 Stangen grüner Spargel
- 1 rote Spitzpaprika
- 1 Maiskolben
- 2 Radieschen
- ½ Avocado
- 2 TL Olivenöl
- 1 TL Sojasoße
- Salz & weißer Pfeffer
- 350 g Lachsfilet, ohne Haut, küchenfertig (Sashimi-Lachs)
- 1 EL Sesam, schwarz

Zubereitung

1. Brokkoli, Spargel, Spitzpaprika und Maiskolben putzen, waschen, und in gleich große Teile schneiden. Die Radieschen putzen, waschen und in Scheiben schneiden. Die Avocado durchschneiden, den Kern entfernen, das Fruchtfleisch herauslösen und in kleine Würfel schneiden.
2. In einer Pfanne 1 TL Olivenöl erhitzen und Brokkoli, Spargel, Spitzpaprika und Maiskolben darin 3–4 Minuten anbraten. Danach die Radieschenscheiben und Avocadowürfel hinzugeben und mit der Sojasoße sowie etwas Salz und Pfeffer würzen.
3. Den Lachs in einer weiteren Pfanne mit dem restlichen Olivenöl 20 Sekunden von jeder Seite anbraten. Mit Salz und weißem Pfeffer würzen.
4. Zum Servieren den Lachs in hauchdünne Scheiben schneiden und zusammen mit dem Gemüse auf 2 Tellern anrichten und den Sesam darüberstreuen.

Nährwerte pro Portion:
498 kcal, 25 g Fett, 25,5 g Kohlenhydrate, 42 g Eiweiß, 12 g Ballaststoffe

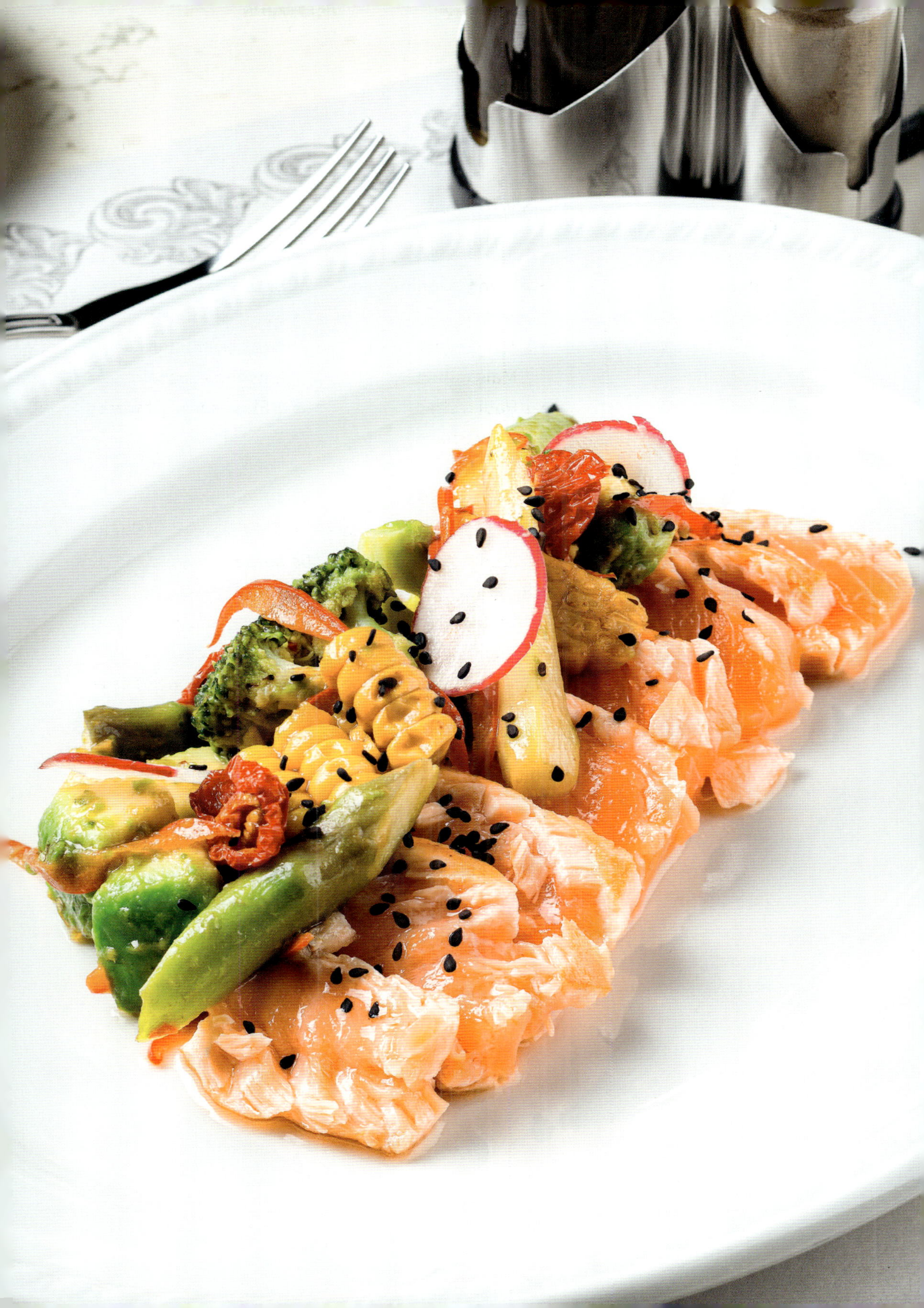

Falafel mit Grünkohl

Für 2 Personen
Zubereitungszeit:
60 Minuten

Zutaten

Für die Falafel

- 50 g Couscous
- Salz
- 125 g Kichererbsen, aus der Dose
- 1 Zwiebel
- 1 Knoblauchzehe
- ¼ Bund Petersilie
- 1 EL Leinsamenmehl
- je 1 TL Kreuzkümmel, Koriander und Kurkuma, gemahlen
- Pfeffer
- 1 EL Olivenöl

Für den Grünkohl

- 200 g Grünkohl
- ½ Avocado
- 1 EL Paranüsse
- 1 EL Rapsöl
- 1 EL Wasser
- 1 Spritzer Zitronensaft
- 1 TL Senf, mittelscharf
- 1 Prise Currypulver
- ½ TL Honig
- Salz & Pfeffer
- 1 EL Cranberrys, getrocknet
- bunter Pfeffer, aus der Mühle

Für das Tahini-Dressing

- ½ Zitrone
- 100 g Naturjoghurt, 10 % Fett
- 3 EL Tahini
- Salz & Pfeffer
- 2 Msp. Kreuzkümmelpulver
- 1 Prise Zimt

Zubereitung

1. Für die Falafel den Couscous in einem Topf mit etwas Salzwasser nach Packungsanweisung zubereiten, danach den Topf beiseitestellen.
2. Währenddessen die Kichererbsen in ein Sieb geben, mit kaltem Wasser gut abspülen und abtropfen lassen. Zwiebel und Knoblauch schälen und grob hacken. Petersilie waschen, trocken schütteln und die Blätter von den Stielen zupfen.
3. Kichererbsen, Zwiebel- und Knoblauchwürfel, Petersilie, Leinsamenmehl und Gewürze in einen hohen Becher mit einem Standmixer fein pürieren. Die Kichererbsen-Masse mit dem vorbereiteten Couscous gut verrühren und kräftig mit Salz und Pfeffer würzen. Die Masse sollte leicht klebrig sein und sich gut formen lassen, ansonsten etwas Wasser unterrühren. Pro Falafel jeweils 1 EL Teig abstechen und mit den Fingerspitzen zu Bällchen formen.
4. Das Öl in einer beschichteten Pfanne erhitzen und die Falafel darin in 6–8 Minuten goldbraun und knusprig braten.

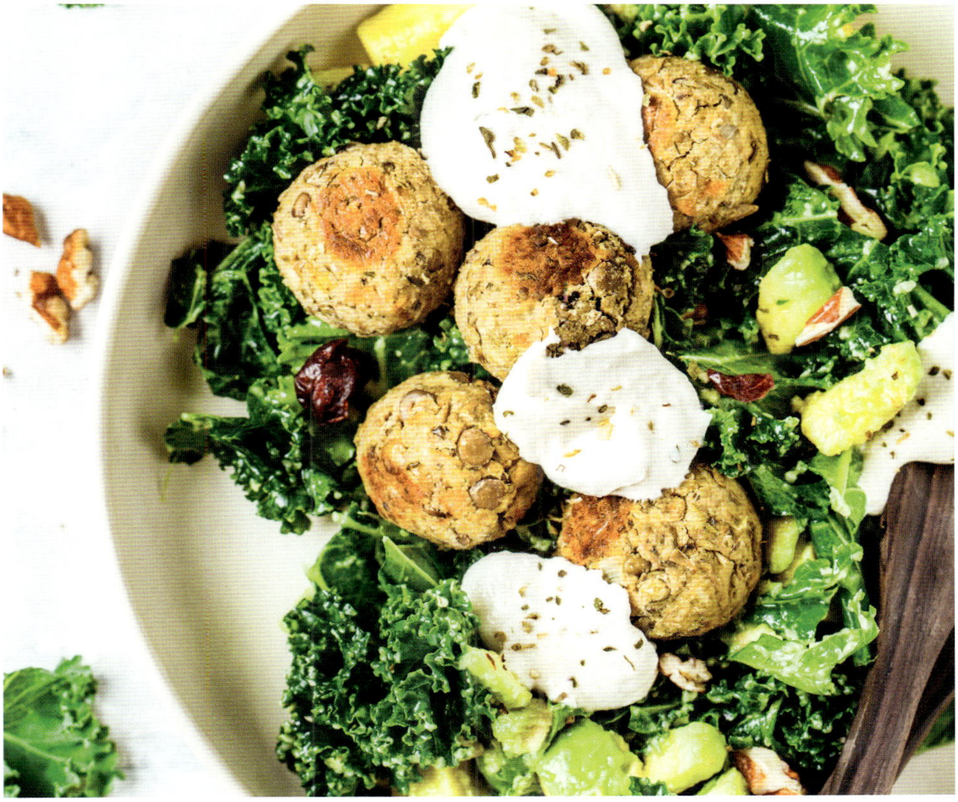

5. Unterdessen den Grünkohl putzen, in Streifen schneiden, gründlich waschen und gut abtropfen lassen. Die Avocado halbieren, entkernen, schälen und in Würfel schneiden. Die Paranüsse grob hacken.
6. Öl, Wasser, Zitronensaft, Senf, Curry und Honig zu einem Dressing verrühren und mit etwas Salz und Pfeffer abschmecken. Über die Kohlstreifen gießen, durchmengen und etwas durchziehen lassen. Avocado, Paranüsse und Cranberrys zum Grünkohl geben und vermengen.
7. Für das Tahini-Dressing die Zitrone auspressen und den Saft mit den übrigen Zutaten gut verrühren.
8. Den Grünkohlsalat auf 2 Tellern anrichten, die Falafel daraufgeben, das Tahini-Dressing darüberklecksen und etwas bunten Pfeffer darübermahlen.

Nährwerte pro Portion:
648 kcal, 39 g Fett, 52,5 g Kohlenhydrate, 21 g Eiweiß, 15 g Ballaststoffe

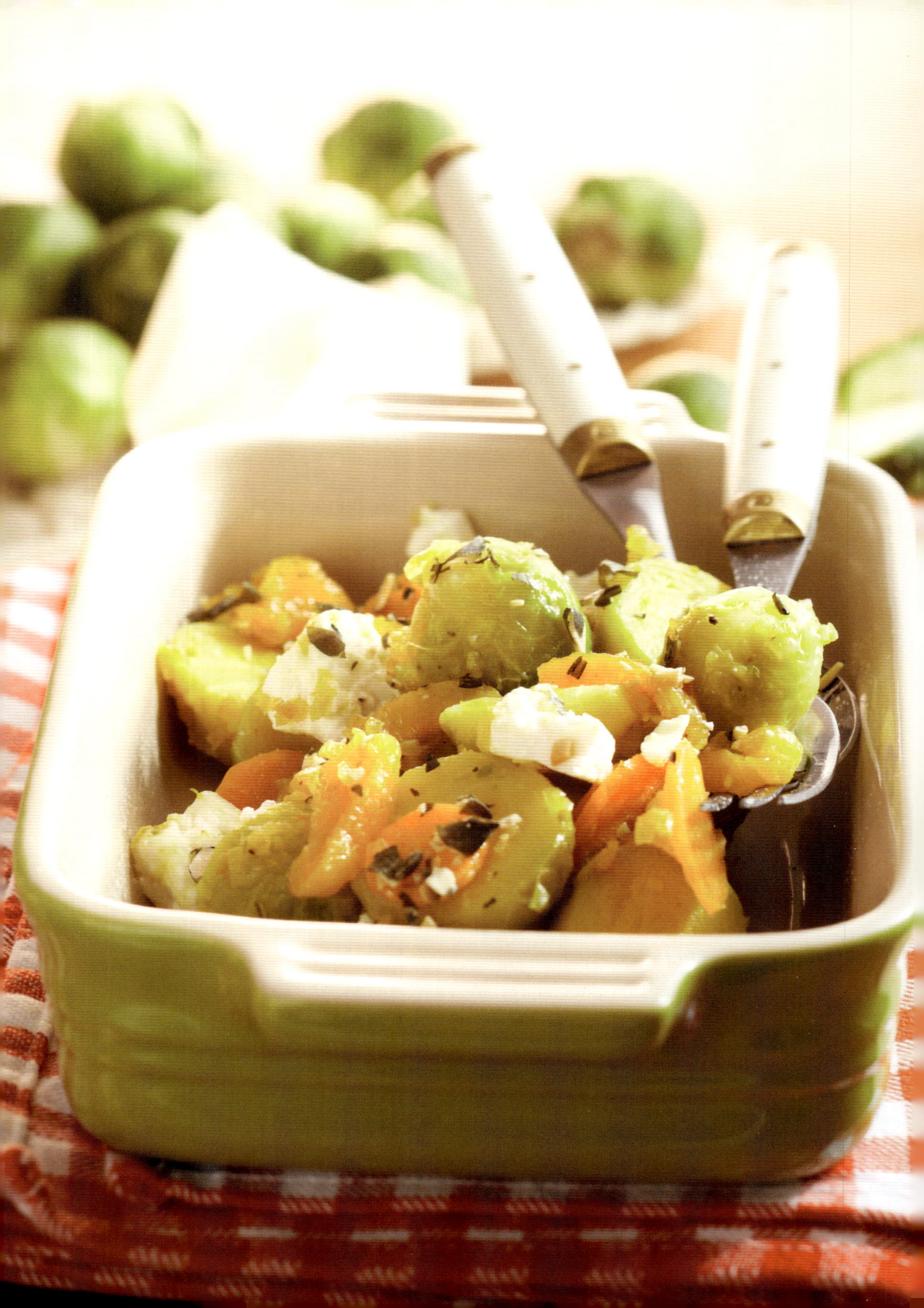

Rosenkohlcurry

Für 2 Personen
Zubereitungszeit:
40 Minuten

Zutaten

- 200 g Tofu
- 300 g Rosenkohl
- 1 Zwiebel
- 1 Stück Ingwer, walnussgroß
- 2 Möhren
- 2 Stiele Blattpetersilie
- 1 EL Rapsöl
- 150 ml Gemüsebrühe
- 150 ml Kokosmilch
- 1 TL Currypaste
- Salz & Pfeffer

Zubereitung

1. Den Tofu in kleine Würfel schneiden. Den Rosenkohl putzen und waschen und die Röschen halbieren. Die Zwiebel und den Ingwer schälen und fein würfeln. Die Möhren schälen und in feien Scheiben schneiden. Die Petersilie waschen, trocken schütteln, die Blättchen von den Stielen zupfen und fein hacken.
2. Das Rapsöl in einer hohen Pfanne oder im Wok erhitzen. Den Tofu darin anbraten, aus der Pfanne nehmen und beiseitestellen.
3. Zwiebeln, Ingwer und Möhren in die heiße Pfanne geben und unter Rühren goldgelb andünsten. Den Rosenkohl dazugeben und unter Rühren kurz mit anbraten. Mit Gemüsebrühe und Kokosmilch aufgießen, die Petersilie unterrühren und bei mittlerer Hitze etwa 15 Minuten köcheln lassen.
4. Anschließend d e Currypaste dazugeben und mit etwas Salz und Pfeffer abschmecken.
5. Den gebratener Tofu unterrühren und servieren.

Nährwerte pro Portion:
463 kcal, 32,5 g Fett, 16,5 g Kohlenhydrate, 20,5 g Eiweiß, 11 g Ballaststoffe

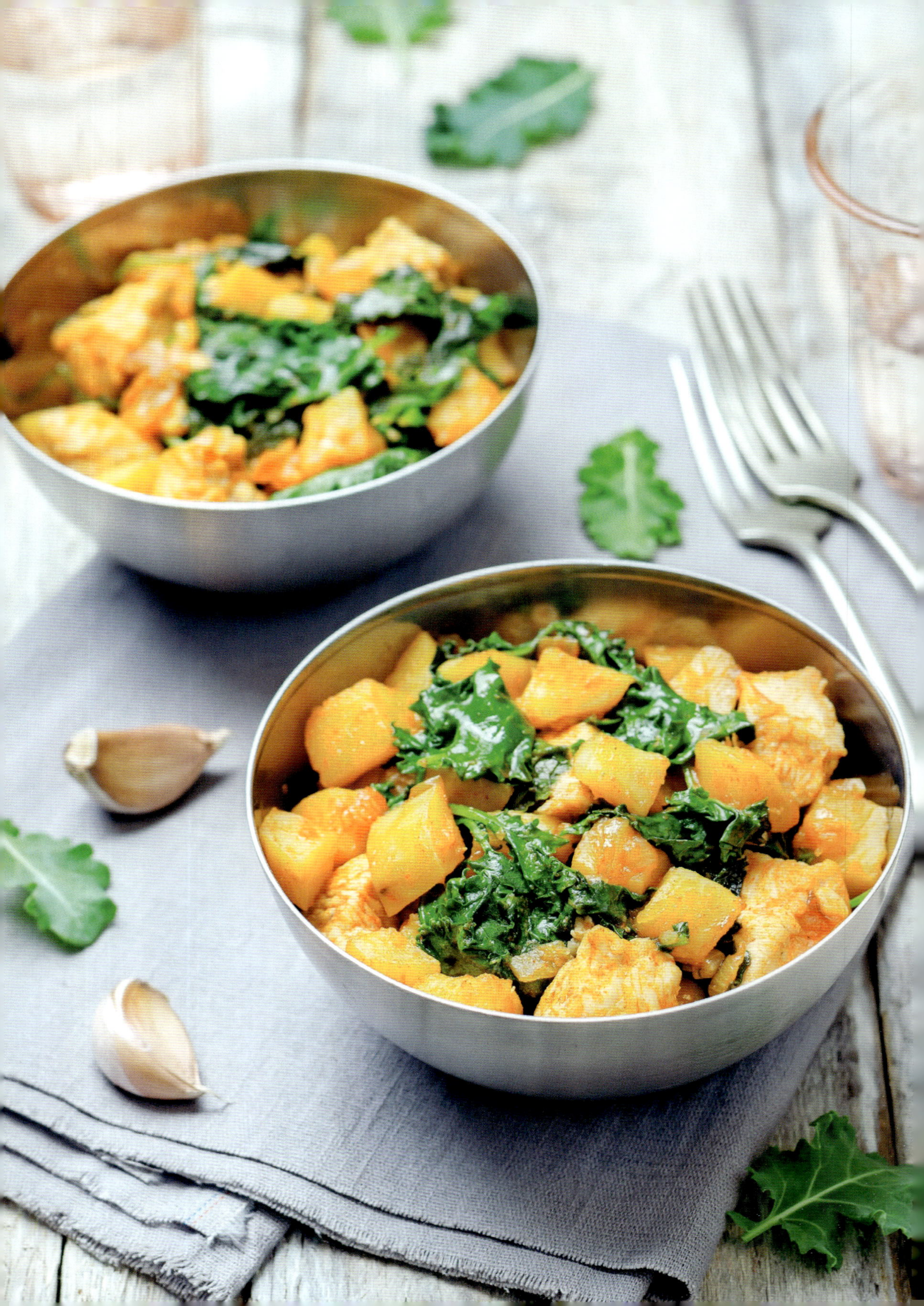

Süßkartoffel-Putentopf

Für 2 Personen
Zubereitungszeit:
45 Minuten

Zutaten

- 2 kleine Süßkartoffeln
- 2 Knoblauchzehen
- 200 g Grünkohl
- 200 g Putenschnitzel
- 1 EL Olivenöl
- Salz & Pfeffer
- 1 TL Paprikapulver
- optional: Chiliflocken

Zubereitung

1. Den Backofen auf 200 °C Ober-/Unterhitze vorheizen.
2. Die Süßkartoffeln schälen, waschen und in Würfel schneiden. Den Knoblauch schälen und sehr fein hacken. Den Grünkohl gründlich waschen. Die dicken Stiele abtrennen und die Blätter in mundgerechte Stücke teilen. Die Putenschnitzel abwaschen, trocken tupfen und in Würfel schneiden.
3. Süßkartoffeln, Knoblauch und Putenfleisch in einer großen Schüssel mit dem Olivenöl vermischen, mit Salz, Pfeffer und Paprikapulver würzen.
4. Alles zusammen in eine Auflaufform geben und im vorgeheizten Backofen circa 25–30 Minuten backen. 10 Minuten vor Ende der Backzeit den Grünkohl unter die Mischung heben und für die restliche Backzeit mit garen.
5. Zum Servieren den Süßkartoffel-Putentopf in 2 Schüsseln anrichten und wenn gewünscht noch mit Chiliflocken bestreuen.

Nährwerte pro Portion:
564 kcal, 12 g Fett, 78 g Kohlenhydrate, 34 g Eiweiß, 14 g Ballaststoffe

Grüne Fritatta

Für 2 Personen
Zubereitungszeit:
40 Minuten

Zutaten

- 200 g Blattspinat
- 300 g Brokkoli
- 1 Zwiebel
- 1 Knoblauchzehe
- ½ Bund Blattpetersilie
- 50 g Bergkäse
- 4 Eier, Größe L
- 4 EL Milch, 3,5 % Fett
- Salz & Pfeffer
- Muskatnuss, frisch gerieben
- 1 EL Olivenöl
- 50 g Erbsen, TK

Zubereitung

1. Den Spinat verlesen und waschen. Den Brokkoli waschen und in kleine Röschen teilen. Die Zwiebel und den Knoblauch schälen und fein würfeln. Die Petersilie waschen, trocken schütteln, die Blättchen von den Stielen zupfen und fein hacken. Den Käse grob raspeln.
2. Die Eier mit der Milch verquirlen, mit Salz, Pfeffer und Muskatnuss würzen. Die Petersilie und den Käse unterheben.
3. Zwiebel und Knoblauch in einer beschichteten Pfanne in dem heißen Öl bei milder Hitze etwa 5 Minuten andünsten.
4. Den Spinat, Brokkoli und die Erbsen dazugeben und etwa 4 Minuten mit dünsten, dann salzen und pfeffern.
5. Die Eiermischung über den Spinat gießen und die Frittata mit geschlossenem Deckel bei mittlerer Hitze ca. 10–15 Minuten garen, bis die Frittata vollständig gestockt ist.

Nährwerte pro Portion:
483 kcal, 27,5 g Fett, 12,5 g Kohlenhydrate, 33,5 g Eiweiß, 9,5 g Ballaststoffe

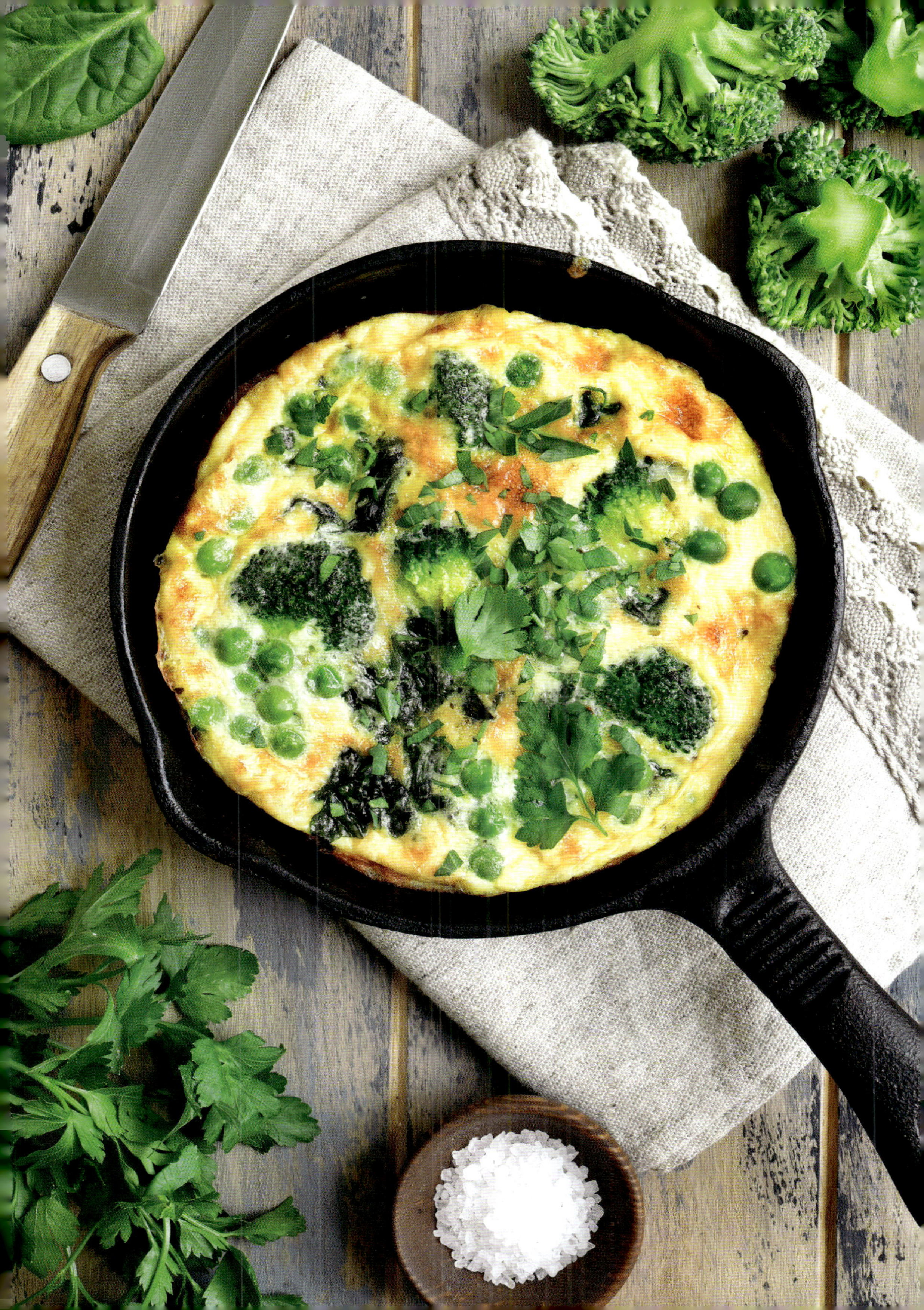

Portobello-Fischburger

Für 2 Personen
Zubereitungszeit:
35 Minuten

Zutaten

Für die Patties

- 300 g Kabeljau
- 2 Stiele Koriander
- 1 Ei, Größe L
- Saft von ½ Limette
- 10 g Kokosmehl
- Salz & Pfeffer
- 1 EL Kokosöl

Für die »Buns«

- 4 Portobello-Champignons
- ½ Tasse Wasser

Für die Garnitur

- 50 g bunte Sprossen
- 50 g Spinat
- 2 Zwiebeln
- 1 TL Rapsöl
- Salz & Pfeffer, nach Geschmack

Zubereitung

1. Für die Patties den Kabeljau zuerst in feine Streifen, dann in feine Würfel schneiden. Den Koriander waschen und trocken schütteln, die Blätter abzupfen und grob schneiden.
2. Anschließend Fisch, Koriander, Ei, Limettensaft und Kokosmehl miteinander vermischen. Mit Salz und Pfeffer würzen. Wenn die Masse zu fest wird, etwas Wasser zugeben, bis sie sich leicht formen lässt. Daraus vier Fisch-Patties formen.
3. Das Kokosöl in einer Pfanne erhitzen und die Kabeljau-Patties von beiden Seiten anbräunen. So lange bei kleiner Hitze weiter braten, bis sie durch sind und fest zusammenhalten.
4. Für die »Buns« die Portobello-Champignons putzen und die Stiele entfernen. In einer flachen Pfanne eine halbe Tasse Wasser erhitzen und die Pilze so lange dünsten, bis sie leicht zusammenschrumpfen. Dazu die Champignons am besten mit der Oberseite nach unten in die Pfanne geben.
5. Für die Garnitur die Sprossen waschen und trocken schütteln. Die Spinatblätter waschen und trocken schütteln. Die Zwiebeln schälen und in feine Streifen schneiden.

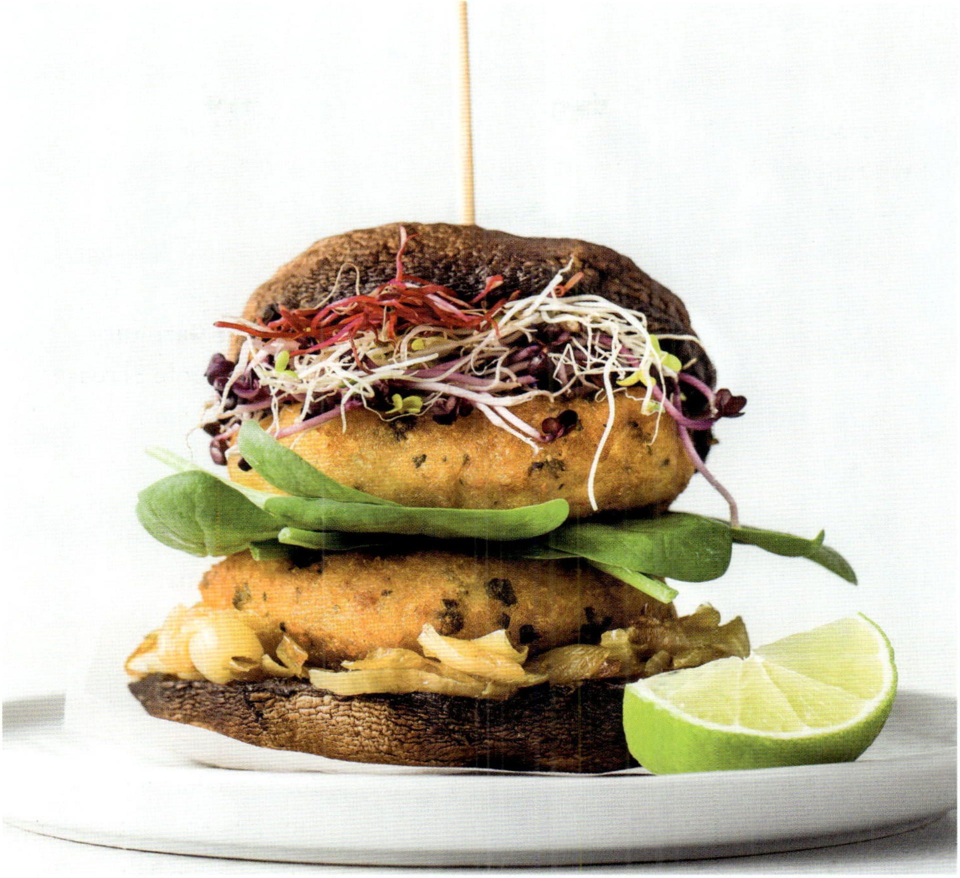

6. In einer heißen Pfanne das Rapsöl erhitzen und die Zwiebeln darin glasig dünsten, dann mit Salz und Pfeffer würzen.
7. Für die Burger jeweils einen Portobello-Champignon auf einen Teller legen. Die Zwiebeln darauf verteilen und jeweils ein Fisch-Pattie darauflegen. Dies anschließend mit den Spinatblättern belegen. Den jeweils zweiten Fisch-Pattie daraufgeben und die bunten Sprossen hinzufügen. Jeweils den zweiten Portobello-Pilz als Abdeckung obenauflegen.

Nährwerte pro Portion:
331 kcal, 15,5 g Fett, 8 g Kohlenhydrate, 38 g Eiweiß, 7,5 g Ballaststoffe

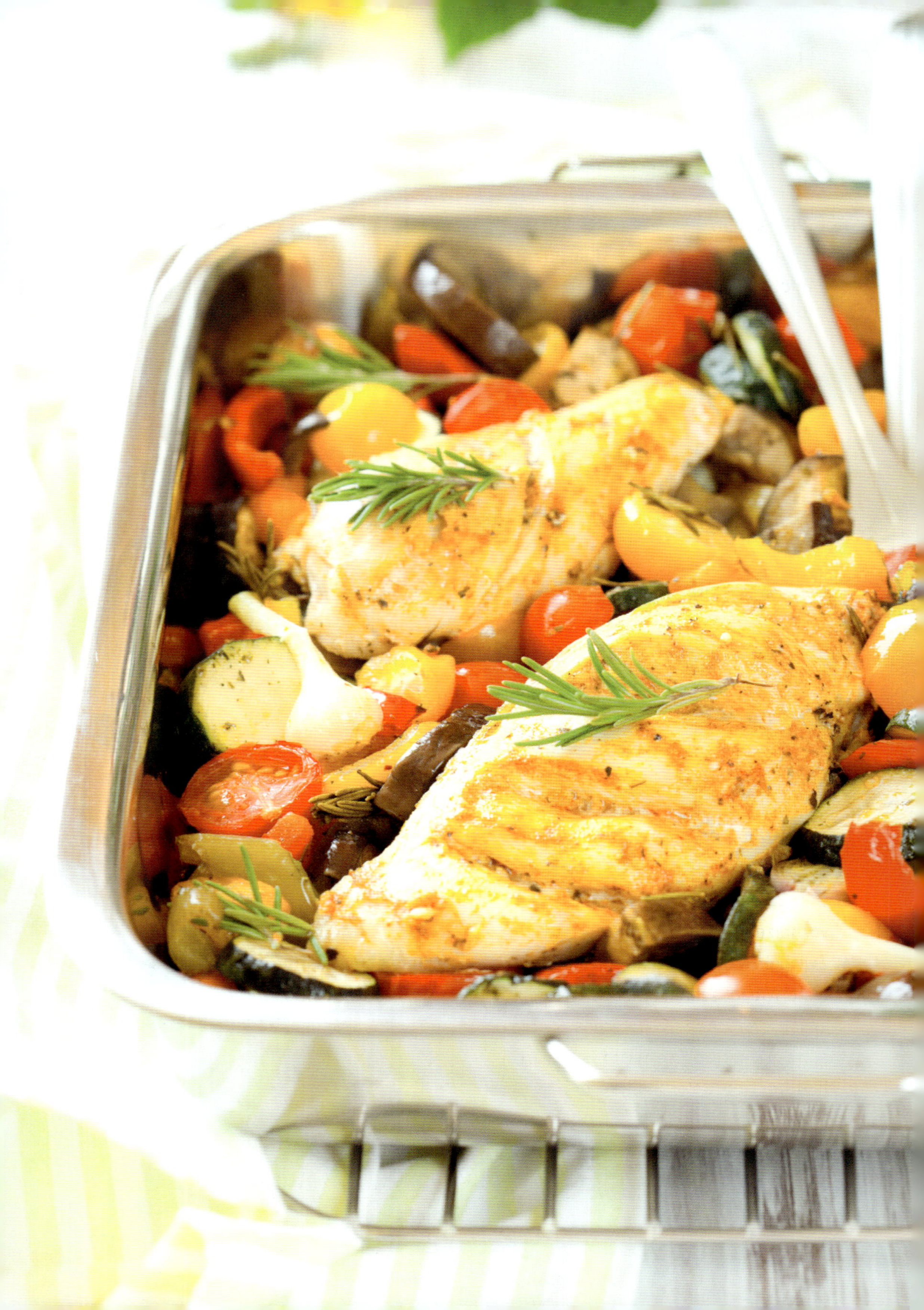

Ofengemüse mit Hähnchenbrustfilet

Für 2 Personen
Zubereitungszeit:
60 Minuten + Ziehzeit

Zutaten

Für das Hähnchen

- 1 TL Senf
- 1 TL Honig
- 1 EL Rapsöl
- 1 EL Sojasoße
- Salz & Pfeffer
- 2 Knoblauchzehen
- 250 g Hähnchenbrustfilet

Für das Ofengemüse

- 1 Zwiebel
- 1 Knoblauchzehe
- 1 Zucchini
- je ½ rote und gelbe Paprikaschote
- 1 Mini-Aubergine
- 2 Zweige Rosmarin
- 1 EL Olivenöl
- 1 TL Honig
- Salz & Pfeffer

Zubereitung

1. Senf, Honig, Öl, Sojasoße und etwas Salz und Pfeffer verrühren. Den Knoblauch schälen, in feine Würfel schneiden und unter die Marinade mischen.
2. Das Hähnchenbrustfilet waschen und trocken tupfen. In der Marinade zugedeckt mindestens 30 Minuten – am besten über Nacht – im Kühlschrank ziehen lassen.
3. Den Backofen auf 200 °C Umluft vorheizen.
4. Zwiebel und Knoblauch schälen und in feine Würfel schneiden. Das Gemüse putzen, waschen und in grobe Stücke schneiden. Den Rosmarin waschen, trocken schütteln und hacken.
5. Das Gemüse und den Rosmarin mit Zwiebel- und Knoblauchwürfeln, Öl, Honig sowie Salz und Pfeffer verrühren. Gleichmäßig in einer ofenfesten Form verteilen.
6. Im vorgeheizten Ofen auf der mittleren Schiene 40–45 Minuten garen.
7. Unterdessen das Hähnchenfleisch aus der Marinade heben, trocken tupfen und in einer beschichteten Pfanne ohne Fett auf beiden Seiten 5–10 Minuten anbraten. Während der letzten 10 Minuten zum Gemüse in den Ofen geben und mitgaren.
8. Zum Servieren auf 2 Tellern anrichten.

Nährwerte pro Portion:

263 kcal, 14 g Fett, 25,5 g Kohlenhydrate, 34 g Eiweiß, 9 g Ballaststoffe

Grüne Shakshuka

Für 2 Personen
Zubereitungszeit:
30 Minuten

Zutaten

- 1 Salatgurke
- 1 Bund Frühlingszwiebeln
- ½ Bund Dill
- 1 EL Rapsöl
- 400 g TK-Edamame, aufgetaut
- Salz & Pfeffer
- Muskatnuss, frisch gerieben
- 2 Eier, Größe L
- 100 g Ziegenfrischkäse, 40 % Fett i. Tr.

Zubereitung

1. Die Salatgurke waschen und in feine Scheiben schneiden. Die Frühlingszwiebeln putzen, waschen und in kleine Stücke schneiden. Den Dill waschen, trocken schütteln und klein zupfen.
2. Das Öl in einer Pfanne erhitzen und die Edamame mit der Gurke und den Frühlingszwiebeln ca. 5 Minuten anbraten. Den Dill dazugeben und mit etwas Salz, Pfeffer und Muskatnuss würzen.
3. Die Eier in die Pfanne geben, leicht salzen und pfeffern und bei geschlossenem Deckel ca. 10 Minuten garen, bis die Eier gestockt sind.
4. Zum Servieren den Ziegenfrischkäse darübergeben und alles mit Salz, Pfeffer und Muskat verfeinern.

Nährwerte pro Portion:
519 kcal, 28,5 g Fett, 31 g Kohlenhydrate, 39 g Eiweiß, 14 g Ballaststoffe

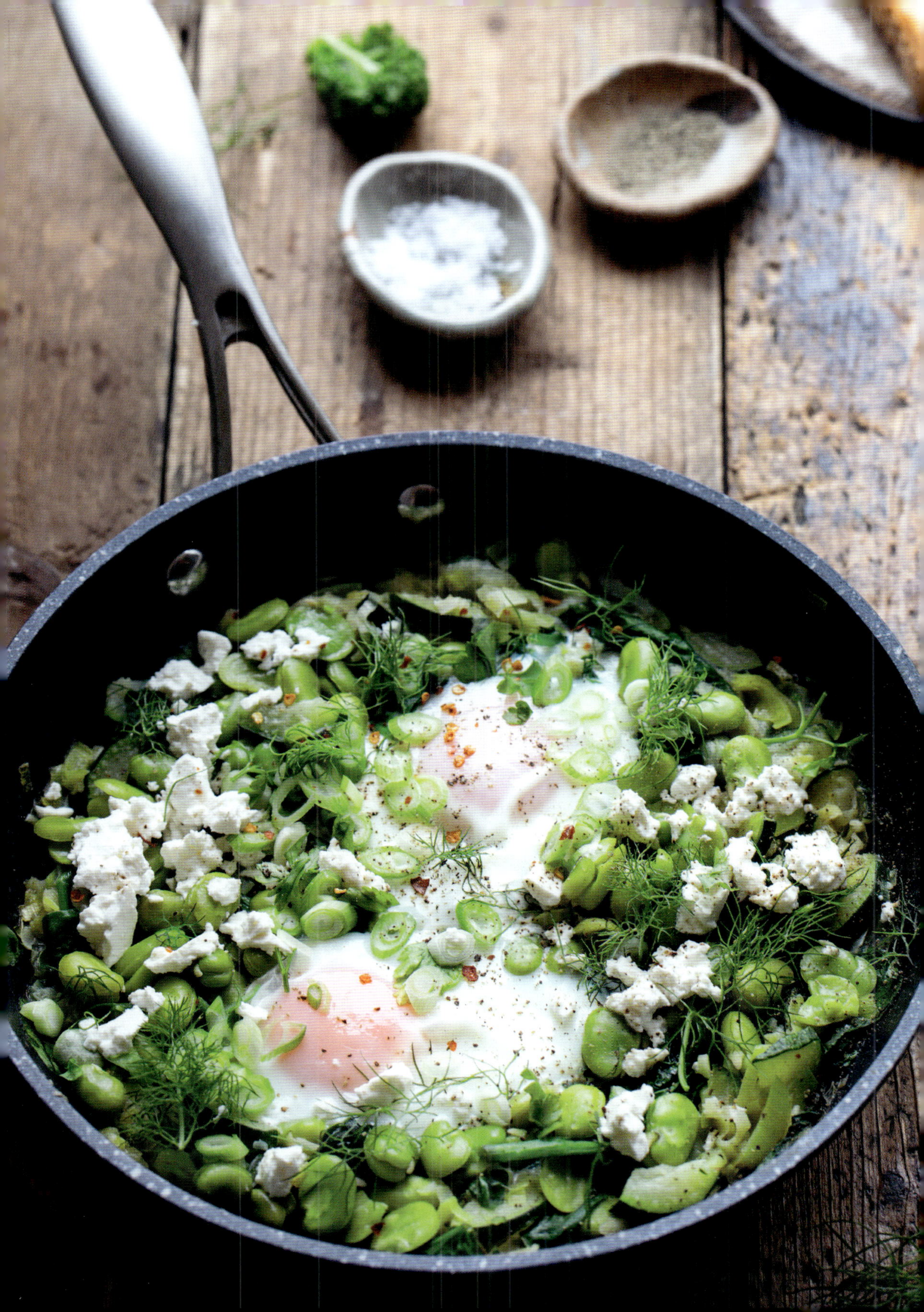

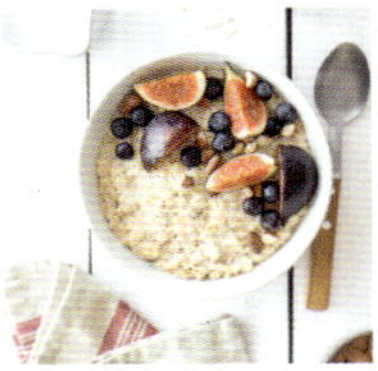
Porridge mit Feigen und Heidelbeeren
Seite 77

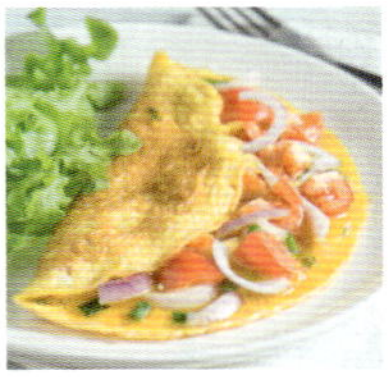
Omelett mit Tomaten
Seite 78

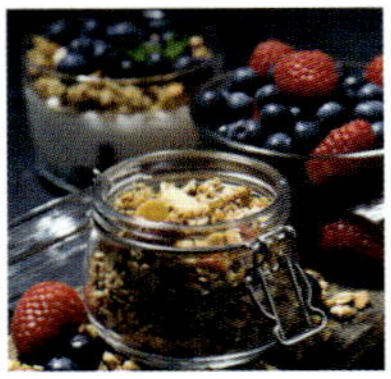
Früchte-Flocken-Müsli
Seite 80

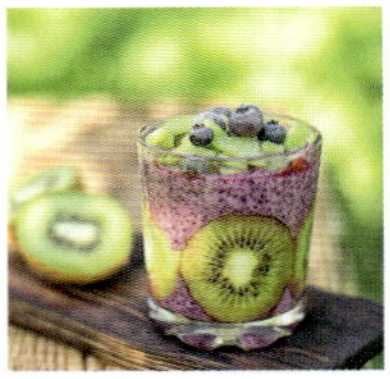
Chia-Früchte-Frühstück
Seite 83

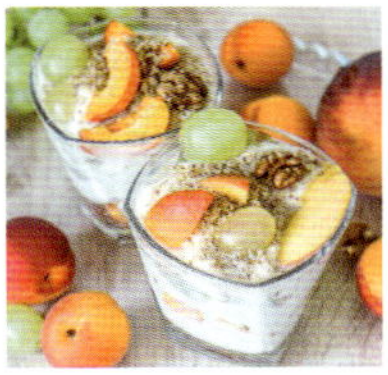
Knuspriger Früchte-Joghurt
Seite 85

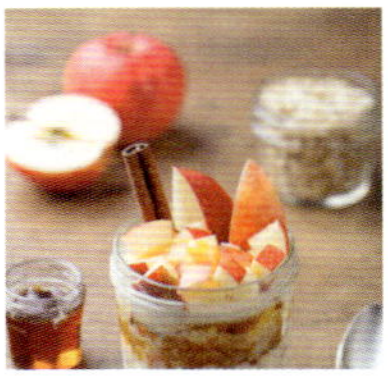
Apfel-Zimt Overnight Oats
Seite 86

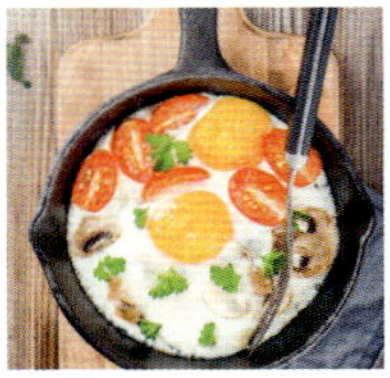
Frühstückspfanne
Seite 89

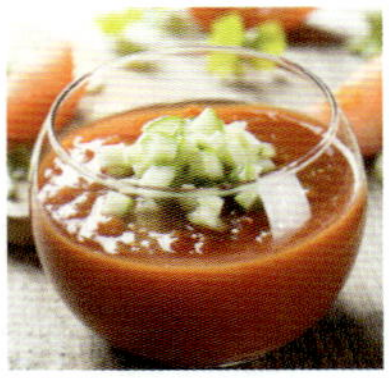
Gazpacho mit Gurken
Seite 91

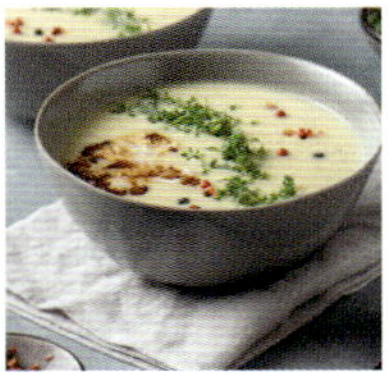
Blumenkohl-Fenchelsuppe
Seite 93

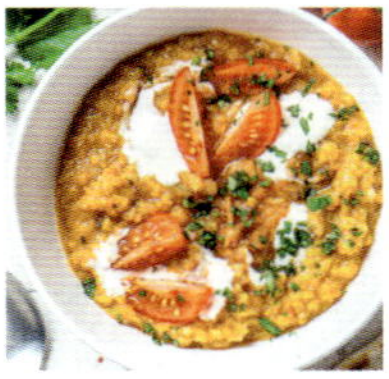
Linsensuppe
Seite 95

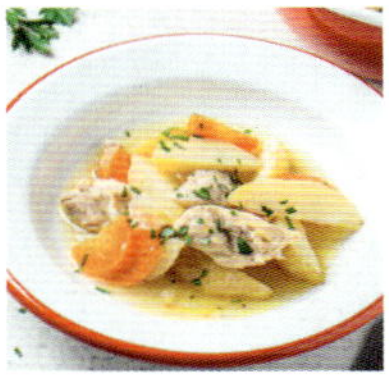
Hühnersuppentopf
Seite 96

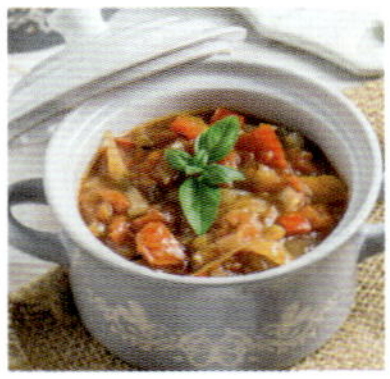
Italienische Gemüsesuppe
Seite 98

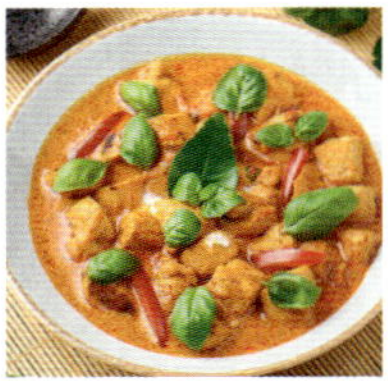
Thailändisches Hähnchencurry
Seite 101

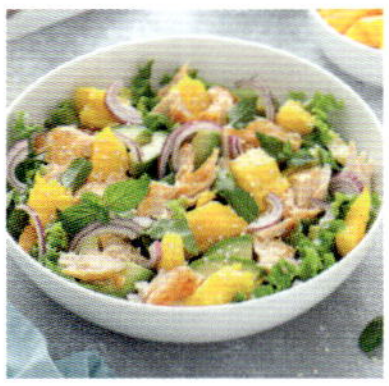
Fruchtiger Grilllachs-Salat
Seite 103

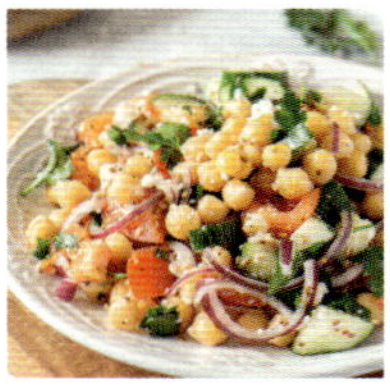
Kichererbsen-Salat
Seite 104

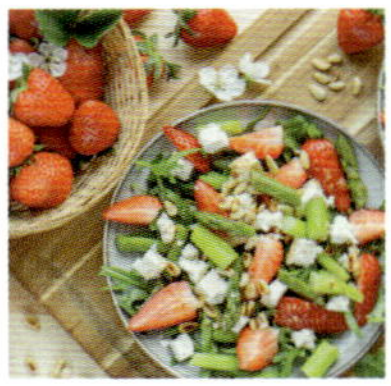
Sommersalat
Seite 106

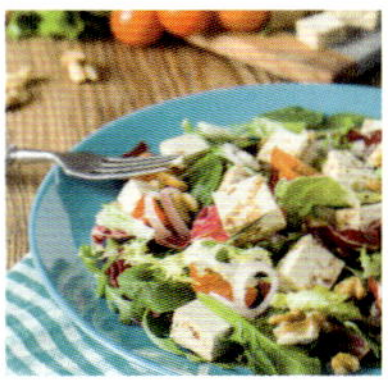
Bunter Salat mit Tofu
Seite 109

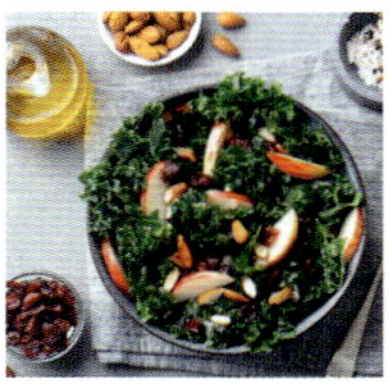
Grünkohlsalat mit Apfel
Seite 110

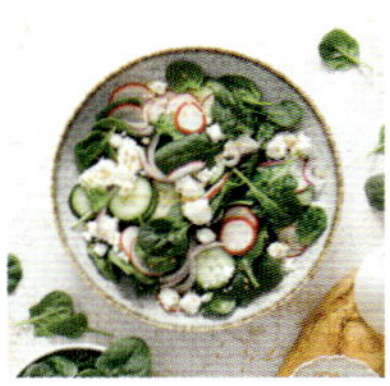
Spinatsalat mit Hüttenkäse
Seite 113

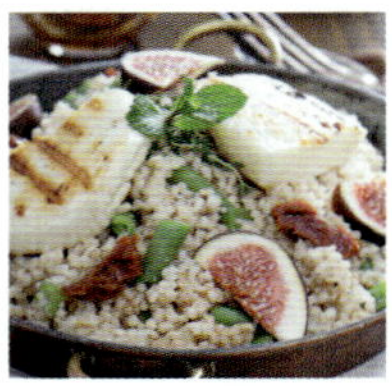
Couscous-Salat mit Feigen und Halloumi
Seite 114

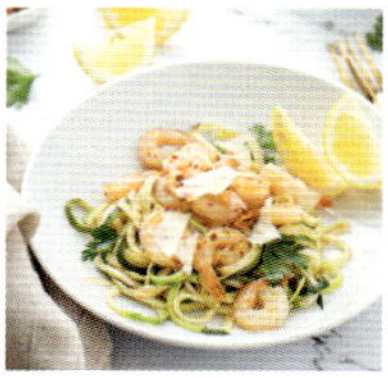

Zucchininudeln mit Garnelen
Seite 117

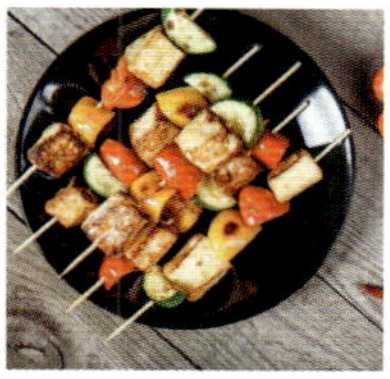

Halloumi-Grillspieß
Seite 119

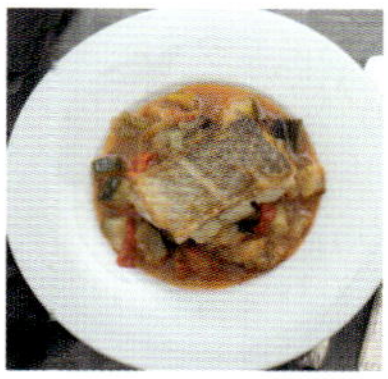

Kabeljaufilet mit Ratatouille
Seite 120

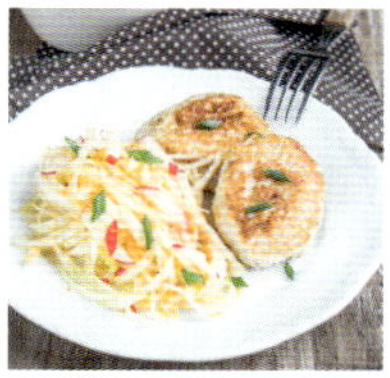

Hähnchenschnitzel mit Kohlsalat
Seite 122

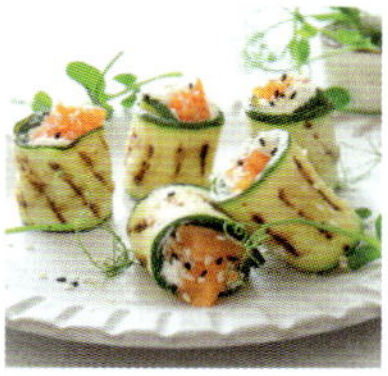

Zucchinröllchen mit Lachs
Seite 125

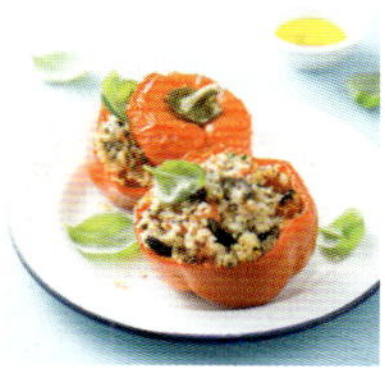

Gefüllte Paprikaschoten
Seite 126

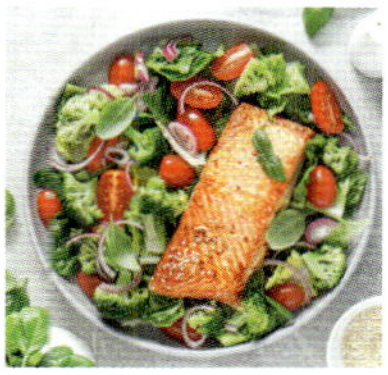

Gegrillter Lachs mit Brokkoli-Tomaten-Gemüse
Seite 129

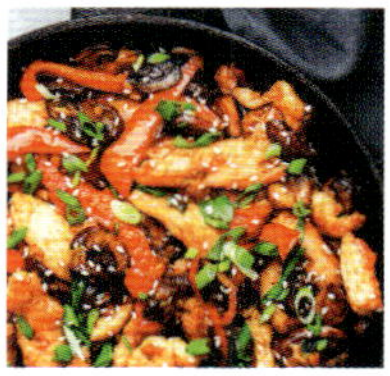

Asia-Hähnchenpfanne
Seite 131

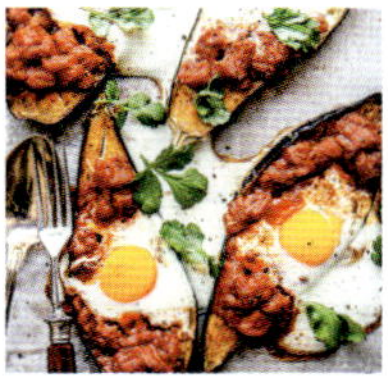

Auberginen-Shakshuka
Seite 132

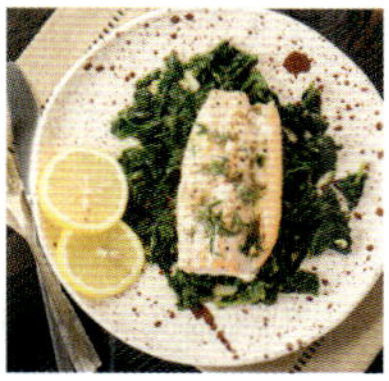

Seelachsfilet mit Spinat
Seite 135

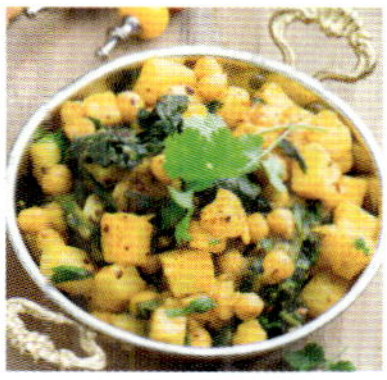

Würzige Veggie-Pfanne
Seite 137

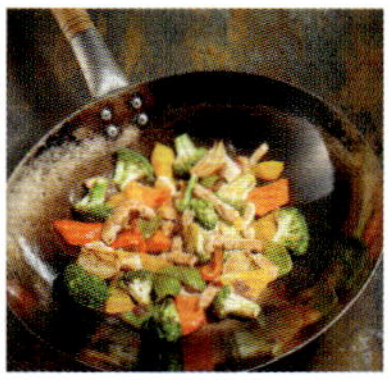

Hähnchen-Gemüse-Wok
Seite 138

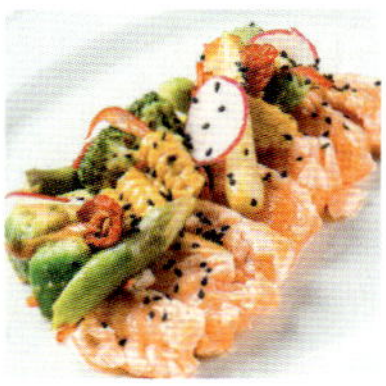

Lachs-Sashimi
Seite 140

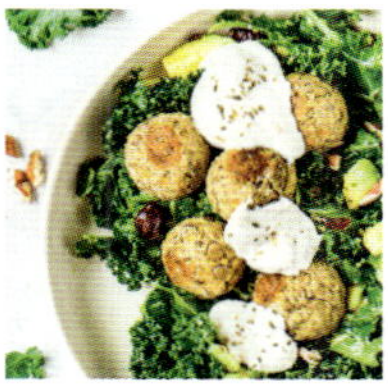

Falafel mit Grünkohl
Seite 142

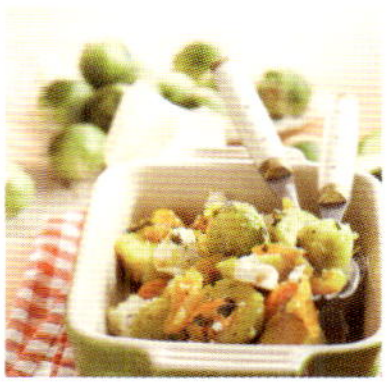

Rosenkohlcurry
Seite 145

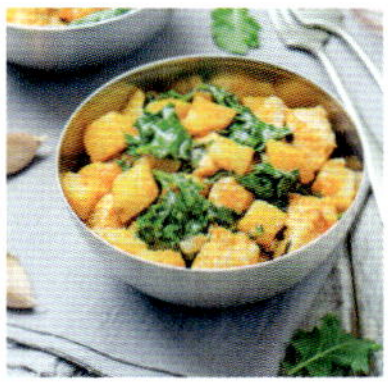

Süßkartoffel-Putentopf
Seite 147

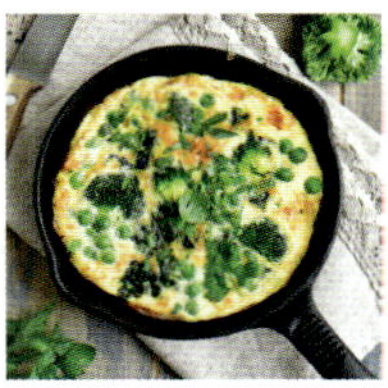

Grüne Fritatta
Seite 148

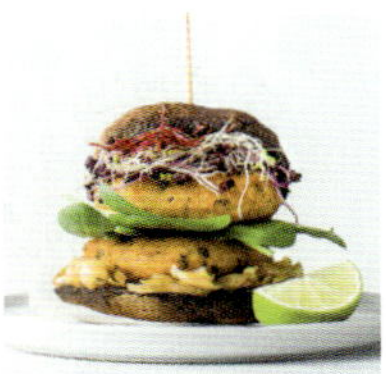

Portobello-Fischburger
Seite 150

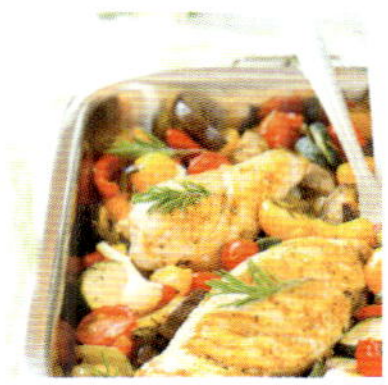

Ofengemüse mit Hähnchenbrustfilet
Seite 153

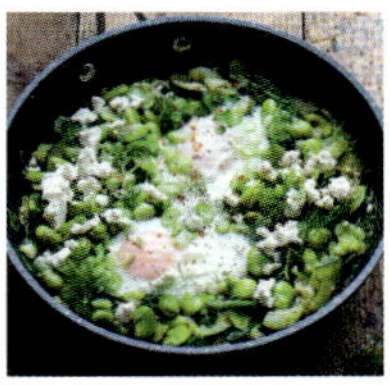

Grüne Shakshuka
Seite 154

Simone Fischer

Simone Fischer M. A. hat Anglistik, Philosophie und Medienwissenschaft studiert und ist zertifizierte Ernährungsberaterin. Sie ist seit über 20 Jahren in der Verlagsbranche tätig und hat in dieser Zeit als Herausgeberin, Lektorin, Übersetzerin und Texterin zahllose Bücher veröffentlicht.

Da sich ihr Schwerpunkt aus privaten und beruflichen Gründen in den letzten Jahren zunehmend auf das Thema gesunde und heilsame Ernährung verlagert hat, konzentriert sich die Ernährungsberaterin aktuell vor allem auf Fragen dazu, wie man mit der richtigen Ernährung Krankheiten und Gesundheitsprobleme lindern, Übergewicht reduzieren und das allgemeine Wohlbefinden steigern kann.

Ihrer Autorenfeder entstammen zu den Themenbereichen *gesunde Ernährung, Abnehmen, Vitamine & Mineralstoffe* sowie *Gesundheitsprobleme natürlich und mithilfe von Ernährung lindern* bereits über 25 Bücher.

Wolfgang Link

Der aus TV und Medien bekannte Low Carb-Koch Wolfgang Link stammt aus dem mittelfränkischen Neuendettelsau. Nach seiner Kochausbildung in einem feinen Hotel/Gasthof und einigen weiteren Stationen in der Gastronomie verschlug es den charismatischen Koch in die Business-Gastronomie eines internationalen Automobilzulieferers, wo er heute den Catering-Service an mehreren Standorten leitet. Aufgrund seiner Liebe zum Beruf folgten verschiedene Ausbildungen, etwa zum Diätkoch, zum Küchenmeister und zum technischen Betriebswirt. Ein Meilenstein seiner beruflichen Weiterentwicklung war die Ausbildung zum LOGI-Experten.

Sein inzwischen sehr umfangreiches Betätigungsfeld reicht von Vorträgen über Kochkurse in seiner eigenen Genussschule, Kochshows, Gastro-Beratungen sowie einen eigenen You-Tube-Kanal bis hin zu regelmäßigen Fernsehauftritten im Bayerischen Fernsehen. Seiner Autorenfeder entstammen mittlerweile mehr als 25 Kochbücher, wovon einige Bestseller geworden sind.

Impressum

Rechtlicher Hinweis:
Soweit in diesem Buch medizinische Empfehlungen und Dosierungen genannt werden, haben die Autoren größtmögliche Sorgfalt walten lassen. Die Informationen aus diesem Buch können dennoch keinesfalls eine ärztliche Behandlung ersetzen. Über die individuelle Therapie und den gegebenenfalls nötigen Medikamenteneinsatz kann nur in Abstimmung mit dem behandelnden Arzt entschieden werden.

Redaktion:	Schmieder-Media GmbH, Lünen
Gestaltung und Satz:	creative vision, Lünen
Fotografie:	shutterstock.com
Coverfoto:	shutterstock.com
Autorenfotos:	[1]alles Werbeagentur, Bartosz Ludwinski
Umschlaggestaltung:	Maria Seidel, atelier-seidel.de
	creative vision, Lünen
Druck und Bindung:	COULEURS Print & More GmbH, Köln
Printed in the EU	
ISBN:	978-3-8289-5468-7

Einkaufen im Internet: *www.orbisana.de*